横とじだから見やすい！

どんどん目が良くなる
マジカル・ア

宝島社

〈監修〉元 長崎綜合療術院院長 徳永貴久

一付

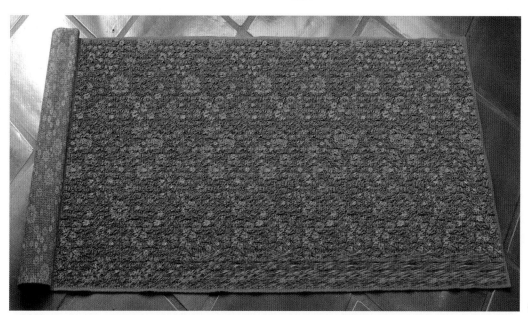

©Gary Priester

「マジカル・アイ」を楽しみながら視力アップを

〈監修〉元 長崎綜合療術院院長　徳永貴久

マジカル・アイが視力回復に役立つ理由

　以前は「一度、視力が落ちてしまったら、二度と元には戻らない」といわれていましたが、今ではそうではないことがわかってきており、視力回復のためのさまざまな方法が開発されています。その中でも「マジカル・アイ」は、スポーツ選手のトレーニングとしても使用されている代表的な視力回復の方法であり、一般にも人気の高い方法です。

　この「マジカル・アイ」とは、立体視の仕組みのある絵をじっと見ていると、絵の中からそれまでまったく見えていなかった別の絵が浮かんできたり、絵そのものが立体的になって見えてくるというものです。

　では「マジカル・アイ」がなぜ視力回復に効果的なのか、その理由を説明しましょう。

　人間の目は見るものの距離に応じて、毛様体筋という目のピント調節を行う筋肉を緊張したり弛緩したりして、ピントの合った映像を網膜上に映すことで、ものをハッキリ見せるようになっています。近視や乱視、老眼といった目の異常（視力の低下）は簡単にいうと、毛様体筋が柔軟性を失って凝り固まった状態になり、うまくピントを調節で

きずに起こるケースが多いようです。「マジカル・アイ」が視力回復に役立つのは、この凝ってしまった目の筋肉をほぐし、目本来の機能を取り戻す働きがあるからなのです。「マジカル・アイ（＝立体視の効果）」に早くから注目していたアメリカでは、"早い人なら1日3分、2週間続けていると効果が現れてくる"とされ、多くの人が実践しています。そして、日本でも多くの話題を集め、実践者が増えています。

「マジカル・アイ」を楽しむのに、特別な才能や訓練は必要ありません。ほとんどの人が10分や20分という、ごく短い時間のうちに見えるようになるはずです。

　もちろん、誰もが最初からうまくできる、というわけではありません。しかし何度かチャレンジしているうちに、「マジカル・アイ」を楽しめるようになりますので、途中であきらめないでください。本書では次ページから、"うまく見えるためのコツ"を詳しく解説しています。独自の「補助点を使った方法」を採用し、より簡単に楽しんでいただけるようにもなっています。以前できなかったという

方も、ぜひ試してみてください。一度、コツを覚えてしまえば、誰もが「マジカル・アイ」の不思議な世界に魅せられてしまうはずです。

　本書では、ジーン・レビーン氏、ゲイリー・プリースター氏というアメリカを代表する2人のトップ3Dアーティストのオリジナル作品の中から、視力回復に効果的かつ美しい作品を掲載しています。

　本作は大好評の横とじ版『マジカル・アイ』第4弾です。

今回は切り離して使えるトレーニングポスターを付けました。マジカル・アイの毛様体筋の運動を習慣化してみてください。イラストはポスター含め102点を収録しています。目のトレーニングを行いながら、リラックスしてみてください。

　本書によって「マジカル・アイ」のおもしろさ、奥深さを体験し、楽しみながら視力回復に役立てていただければ幸いです。

2022年7月

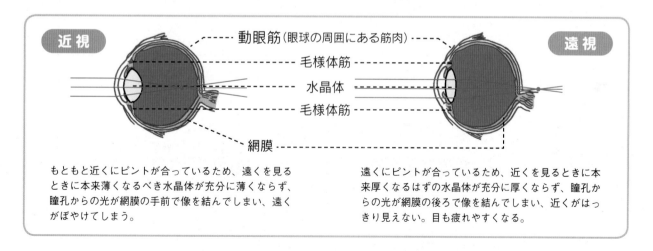

近視

遠視

動眼筋（眼球の周囲にある筋肉）
毛様体筋
水晶体
毛様体筋
網膜

もともと近くにピントが合っているため、遠くを見るときに本来薄くなるべき水晶体が充分に薄くならず、瞳孔からの光が網膜の手前で像を結んでしまい、遠くがぼやけてしまう。

遠くにピントが合っているため、近くを見るときに本来厚くなるはずの水晶体が充分に厚くならず、瞳孔からの光が網膜の後ろで像を結んでしまい、近くがはっきり見えない。目も疲れやすくなる。

02 「マジカル・アイ」の楽しみ方

平行法とは？

平行法で見るためのコツ

「マジカル・アイ」には「平行法」「交差法」という2つの見方があります。いずれの方法でも視力回復の効果はありますが、近視には平行法が効果的だということと、初心者には平行法が見えやすいため、本書に掲載している作品は、平行法で見られるように作成しています。もちろん、多少見え方が異なるものの、交差法でも楽しめます。

この平行法とは、右図のイラストのように「マジカル・アイ」より遠いところに視線を向けたまま、"ぼんやり見る感じ"で見る方法です。「マジカル・アイ」そのものではなく、もっと先のほうを見て、そこに焦点を合わせてください。

平行法で大切なのは「絶対に見てやろう！」と力みすぎないことです。上手に見るための最大のコツは、目の力が抜けたリラックスした状態にすること。ついつい力んでしまう方は、瞬きや深呼吸をする、肩をまわすなどして、身体全体の力みを抜いてから、トライしてください。

見方のコツ

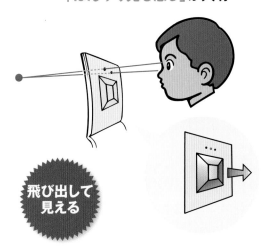

平行法は、リラックスして
「ぼんやり見る感じ」が大切

飛び出して見える

普段と同じ状態で「マジカル・アイ」を見ると、目の焦点は「マジカル・アイ」の中央部に合います。「平行法」で見るときは、視線が「マジカル・アイ」より、もっと先の、遠くを眺めるように見てください。成功すると図のように、図形やイメージが画面の手前に浮き上がって見えます。

交差法とは？

交差法で見るためのコツ

「交差法」は「平行法」とは逆に、「マジカル・アイ」の手前で焦点を合わせ"寄り目で見る"方法です。老眼の方は交差法で、近視の方は交差法と平行法で交互に見てください。寄り目が得意でない方は、右目で画面左を、左目で画面右を見るような感じを試みてください。この感じがつかみにくいという方は、片目ずつウィンクしてみて、キチンと見えているか確認しながら行うと良いでしょう。まず12ページで紹介している指を使って視線を交差させる練習をしてみてください。6〜7ページで紹介している「補助点」を使った方法もあります。いろいろな方法を試して、一番楽に「マジカル・アイ」を見られる方法を見つけましょう。

また「マジカル・アイ」は基本的に平行法で楽しむように作られており、交差法では多少見にくい作品もあるかと思います。どのようにちがうかは、右図や9ページをお読みください。

見方のコツ

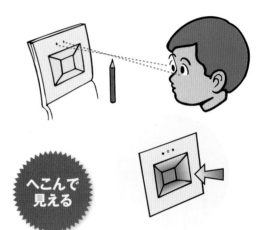

交差法は、**ウィンクしながら**
「寄り目ぎみ」で見てみよう

へこんで
見える

「交差法」は、「マジカル・アイ」の手前で視線が交差するように、寄り目にして見てください。寄り目が得意でない方は、自分の鼻先やペンなどを見つめながら行うのも良いでしょう。うまく見られると、図のように、図形やイメージが画面の奥に沈んで見えます。

03 補助点を使えば、「マジカル・アイ」がより見やすくなる!

平行法

1

時計など自分から約1.5メートル先に
あるものを、目標として1つ決めます。
腕をまっすぐにした状態で、
両手で本書を持ち、8ページ
上部にある補助点を見ます。

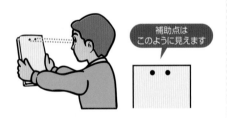

補助点は
このように見えます

肘を伸ばして、なるべく腕をまっすぐになる
ようにしてください。また目標(あまり大き
くなければ、なんでも良い)との距離は個人
差があるので、自分に合った距離を試してく
ださい。

2

1の状態のまま、目標が2つの補助点の
中心の延長線上にくるように
本書を持ち、目標を見ます。

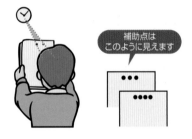

補助点は
このように見えます

目標が、本の端から見えるようにしてくださ
い。2つの補助点と目標とで、小さな三角形
を作る感じです。このとき補助点は、3〜4
つに見えるはずです。

3

2の状態で、補助点が3つに見えれば
"平行法"で正しく見えている証拠です。

補助点が2つから変わらない場合は、目標が
ぼやけて見えているはずです。もっと意識し
て目標を見るようにしてください。4つに見
える場合は、目標との距離を変えて、補助点
が3つに見える距離を探し、再度1から試し
てください。

"平行法" "交差法" ともに、うまく見られるようになったら、8ページの練習問題が立体的に見えてきます！

（補助点は、18ページからの「マジカル・アイ」にもつけられていますが、体裁が異なります）

1

腕をなるべく伸ばした状態で
片手で本書を持ち、8ページの
上部にある2つの補助点の間に、
鉛筆など先の細いものをあてます。

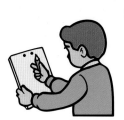

補助点は
このように見えます

補助点と自分の目が正対するようにセットして
ください。見えやすくするコツは、鉛筆の
先を2つの補助点の間のやや下側もしくは
「マジカル・アイ」の中心にあてることです。
このとき補助点は、印刷されたままの2つに
見えています。

2

1の状態のまま、鉛筆の先を
見つめてください。そのまま鉛筆を
自分の方へゆっくり近づけます。

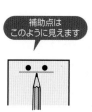

補助点は
このように見えます

鉛筆が目と目の間にくるように、ゆっくり近
づけてください。このとき補助点は、4つに
見えてきます。

3

2の状態からさらに鉛筆を近づけていき、
補助点が3つに見えれば
"交差法"で正しく見えている状態です。

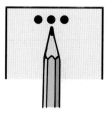

補助点が4つのままの場合は、鉛筆をもっと
近づけてください。また2つから変わらない
場合は、視線が鉛筆の先ではなく、補助点を
見てしまっています。もう一度2から試して
ください。

この補助点で練習してみよう!

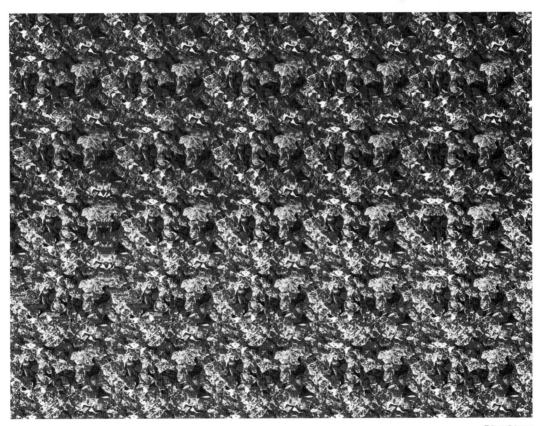

補助点を使って、「マジカル・アイ」を試してみよう!

1 6~7ページの手順で、上部の補助点が3つになるように、平行法なら遠くを、交差法なら鉛筆の先を見る。

2 補助点が3つに見えると、目の端で「マジカル・アイ」が飛び出しているのがわかるはずです。

3 **2**の状態のまま、視線だけをゆっくり「マジカル・アイ」に移します。

※元の状態に戻ってしまったら、**1**からやり直してください。建造物、空など一部が3Dにならないイラストもあります。

※解答図は凹凸がわかりやすいように、白黒で表現していますが、実際はカラーで見えます。

このように見えます

平行法で見ると

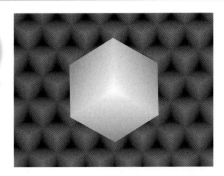

平行法で見た場合、このように隠された絵全体が手前に浮き上がって見えます。解答をわかりやすくイラスト化(右図)すると、手前に出っぱった立方体になります。絵がそのまま立体的に見える作品では、全体が立体的になるうえに、描かれているものの数が1つ多く見えます。

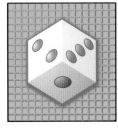

交差法で見ると

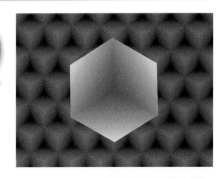

交差法で見た場合、隠された絵全体が画面奥に沈んで見えます。また見えてくる絵は、右図のように平行法と凹凸が逆になり、内側に向かって凹んだ立方体になります。絵がそのまま立体的に見える作品では、平行法と同じ見え方になります。

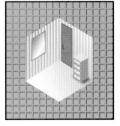

指を使った「マジカル・アイ」の見方にトライ!

「マジカル・アイ」を見るコツは、視点の切り替えをスムーズに行うことです。この "視点の切り替えのコツ" をつかむために、このページで紹介している「指を使った視点の切り替え」や「鏡を使った練習法」を試してみましょう。

[平行法の練習]

1

両手の人差し指を顔から約30cm離し、5〜6cmの間隔をあけて、顔の正面に立てます。

ここで挙げている顔と指の距離、指と指の距離は、標準体型の大人の場合の目安です。小さなお子さんでしたら短めに、身体の大きな人であれば長めに、と体格に合わせて調整してください。

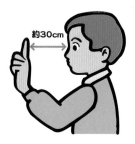

人によって適正な距離は異なりますので、自分に合う距離を探してください

2

2本の指に意識を集中したままにして、2本の指よりも数m先の遠くを見るようにします。

平行法の場合は、リラックスした状態でボーッと見ているほうがうまくいくようです。

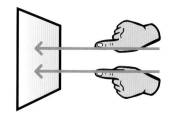

人によって適正な距離は異なりますので、自分に合う距離を探してください

3

数10秒の間、目を2の状態のままで保ち、2本の指が4本に見えるまで待ちます。

「マジカル・アイ」が見えにくいという方のほとんどが、この "2本の指が4本に見える" という状態ができないようです。絶対に見てやる!! と一生懸命になりすぎるとかえってうまくできない場合もあるので、あくまでも遊び感覚で気楽に楽しんでください。

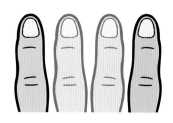

指がぼやけて右指が2本、左指が2本の計4本に見えてきます

4

4本に見えたら、同じく数10秒の間、今度は4本の指が3本になるまで見続けます。

「マジカル・アイ」の見え方には個人差があります。指が4本に見えている状態から、すぐに3本に見える人もいれば、しばらく時間がかかる人もいます。あせらず見続けてください。

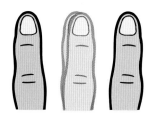

外側の右指と左指は1本ずつ、内側の右指と左指が重なり、計3本に見えます

5

[4]の状態（指が3本に見える状態）で「マジカル・アイ」を見ると、立体視が完成します。

 注意! 数10秒という時間は個人差がありますので、人によってはそれより早かったり、時間がかかるなど、必ずしもこのようにならない場合もあります。

立体視をするためのコツをつかもう!

視点の切り替えができないという人は、指でソーセージを作ってみよう

まず自分の視線がどうなっているかを自覚するためのテストをしてみましょう。下図のように指先を合わせ、指先に視線を集中させると、指と指の間に「指のソーセージ」が現れるはずです。これが一番簡単な「マジカル・アイ」の感覚を捉える方法です。「指のソーセージ」が見えたら「平行法の練習」「交差法の練習」へ進みましょう。

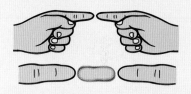

❶左右の人差し指をこのように合わせ、合わさった指の先をじっと見つめてください
❷次に指先より遠くを見ると、指先にこのような「指のソーセージ」が見えてきます!

[交差法の練習]

1

片手の人差し指を顔から約30cm離し、顔の正面に立てます。

ここで挙げている顔と指の距離は、標準体型の大人の場合の目安です。小さなお子さんでしたら短めに、身体の大きな人であれば長めに、と体型に合わせて調節してください。

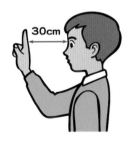

人により適切な距離は異なりますので、
自分に合う距離を探してください

2

数m先に目標物を1つ決め、指と顔と目標物が同一ライン上になるようにします。

目標物は時計ほどの大きさのものがお薦めです。顔と指の距離は①の状態をキープしてください。

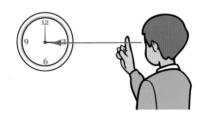

目標物のまわりは、余分なものを置かず
なるべくシンプルな状態にしてください

3

立てた指に視線を集中させ、数10秒間じっと見つめ、目標物が2つに見えるまで待ちます。

「マジカル・アイ」が見えにくいという方のほとんどが、この"目標物"が2つに見えるという状態ができないようです。寄り目ぎみにして指だけに視線を集中させてください。

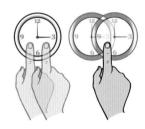

きちんと指を見つめることができていると、
目標物は2つに見えます。指が2本に見えている場合は、指を見ていないということです

4

③の状態（目標物が2つに見える状態）で
「マジカル・アイ」を見ると
交差法が完成します。

> **注意!** 数10秒という時間は個人差が
> ありますので、人によってはそ
> れより早かったり、時間がかか
> るなど、必ずしもこのようにな
> らない場合もあります。

指を使った練習が 苦手な方に!

「指を使った視点の切り替え」が苦手な方は、ここで紹介する「鏡を使った練習法」を試してみてください。方法は簡単です。鏡の前に立ち、右のイラストのように印をつけて、見つめるだけです。平行法の練習をする場合は、右目で右側に映った目を、左目で左側に映った目をじっと見つめてください。きちんと見えていれば、印が2つに見えてくるはずです。交差法の場合は、鏡に貼った印をじっと見つめてください。印に視線が集中していれば、鏡に映った自分の目が3つに見えてきます。

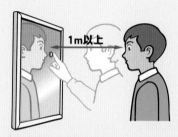

1メートル以上、鏡から離れて立ち、鏡に映った自分の顔の"鼻"の位置に、目標になる印（シールやハミガキ粉など）をつけ、印と鏡に映った自分の目を交互に見つめる。

目を見つめると、
印は2つに見える
（平行法の完成）

印を見つめると、
目は3つに見える
（交差法の完成）

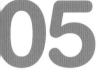

05 「マジカル・アイ」Q&A

『どんどん目が良くなるマジカル・アイ』シリーズに寄せられた反響の中から、読者の方々が特に疑問に思われていることにお答えします。

Q1

近視には、平行法と交差法、どちらでトレーニングしたらいいですか?

 昔から近視に良いとされている方法に「遠くを見る」というものがあります。「マジカル・アイ」を「平行法」で見るのは、この「遠くを見る」ことと同じ効果があるため、近視の方は「平行法」で見るようにしてください。近視のように、遠いものに焦点が合わせづらくなっている目のまわりの筋肉を、「マジカル・アイ」で遊びながら解きほぐすことにより、低下した視力をアップする手助けができるのです。

より効果的なトレーニングをめざす方は、1つの「マジカル・アイ」を「平行法」と「交差法」で交互に見るようにしてください。

Q2

1日3分のトレーニングとは、1つの絵を3分間見続ければ良いのでしょうか?

 1つの絵を見続けるのではなく、複数の絵を見ることをお薦めします。掲載されている絵はそれぞれ異なる奥行きで作られているため、複数の絵を見ることでより高いトレーニング効果が得られるからです。

また見る時間については、個人差があり一概にはいえませんが、2分程度見続けただけで目や頭が痛くなる人もいますので、無理は禁物です。絶対に3分間見続けなくてはいけない、というきまりもありませんので、3分に満たない場合でも不調や違和感を感じたら、すみやかにやめて目を休ませてください。同様に、毎日行う必要もありません。体調に合わせて、無理のない範囲で行ってください。

「マジカル・アイ」は、回数や時間を増やせば効果があがるものではありません。あくまで目のまわりの筋肉を解きほぐしリラックスさせるために行うもの、ということをお忘れなく。

Q3

老眼や乱視の視力回復にも効果がありますか?

A 老眼は目のピント調節機能が衰え、ある一定の距離にしか目の焦点が合わなくなる状態です。通常多いのは近くが見えづらくなる症状で、これは「平行法」でトレーニングを行っても視力回復には結びつきません。「交差法」で見るようにしてください。

また乱視は、角膜の歪みによって起こるものですが、この歪み自体は多くの人がもっている症状で、通常は特に問題とされません。乱視が問題となってくるのは、視力が低下するにつれ、乱視が目立ってきたときです。

「マジカル・アイ」で乱視が治ることはありません。しかし「マジカル・アイ」を行うことで、視力の安定や目の疲労回復などに効果が望めるため、結果、乱視が目立たなくなるというわけなのです。

トレーニングは朝と夜、
どちらが効果的ですか?

A 裸眼視力は一日中変化しています。朝、起きたときと、夜、眠る前を比べると夜のほうが、テレビを見る前と後では見た後のほうが、視力は落ちています。視力が落ちるということは、それだけ目が疲れているということです。

目が疲れているときに、「マジカル・アイ」を見るとリラックス効果は望めますが、視力回復が目的ならば、目が疲れていない良い状態のときに行うほうが効果的でしょう。では、一番良い状態＝裸眼視力が最も良いときはいつか？というと、朝起きて眠気が覚めたときになります。たとえば朝食後の3分間などが、視力回復のトレーニング時間としてお薦めです。

「マジカル・アイ」をするとき、
コンタクトレンズやメガネは、
外したほうが良いのでしょうか?

A 「マジカル・アイ」は普通に生活している状態でトレーニングすることに意味があります。そのため、コンタクトレンズやメガネを外して、裸眼で見る必要はありません。通常、コンタクトレンズやメガネを使用している方は、そのままの状態で「マジカル・アイ」を楽しんでください。

ただし、遠近両用レンズなどを使用していると「マジカル・アイ」が見えづらい場合もあります。そういったときは、メガネを外して試してみてください。そうすることで見えやすくなる場合もあります。

見るたびにちがう図形が見えたり、
いくつも重なって見えたりします。
どうしてでしょう?

A 「マジカル・アイ」の見方が安定していない可能性があります。本書の巻末にまとめられた解答のような図形が見えず、「図形が1つ多い」「もっと複雑な図形に見える」といった方の場合、「マジカル・アイ」を見ている間の焦点が安定していなかったり、「交差法」であれば目の寄せ方が強すぎたり、「平行法」であれば目と「マジカル・アイ」の距離が適正でない、などのケースが考えられます。

焦点が定まるまでもう少し見続けてみたり、さまざまな目の寄せ方や、距離を試してみることをお薦めします。また、「マジカル・アイ」上部につけられた補助点が3つになるまで待ってから、「マジカル・アイ」を見るようにすると、このようなことは起こりにくくなります。うまくいかなくてもあきらめないで、再度トライしてみてください。そうするうちにきっと自分に丁度いいやり方がわかってくるはずです。

ただ視点のズレ具合には個人差があります。必ずしも解答どおりに見えなくても、トライしているだけで、目のまわりの筋肉をリラックスさせる、という効果は発揮されています。見えたほうが楽しいのはもちろんですが、正解かどうか、ということはあまり気にせずに楽しんでください。必要以上に力んでしまうと、せっかくの効果を減少させてしまいます。

Q7

白内障や緑内障にも、効果がありますか?

Ａ あくまで「マジカル・アイ」は目のまわりの筋肉をリラックスさせるトレーニングであり、治療効果が望めるものではありません。白内障や緑内障などの目に疾患をお持ちの方は、担当医師の指示に従い所定の治療を続けてください。また両目の視力差が大きい方の場合、裸眼でも見えますが、メガネなどを使用した矯正視力で見るほうがお薦めです。斜視の方は症状を悪化させる場合がありますので、あまりお薦めできません。

Q8

人によって凹凸が逆に見えるようなのですが、どうしてでしょうか?

Ａ 凹凸が逆に見える理由を簡単にいうと、「平行法」で見ているか、「交差法」で見ているかのちがいです。4ページや9ページの説明にもあるとおり、「マジカル・アイ」を「平行法」で見た場合、図形は「マジカル・アイ」本体より手前に浮き上がって見えますが、同じ「マジカル・アイ」でも「交差法」で見ると、本体より奥に沈んで見えます。

このように、どの方法で見るかによって、見えてくる図形は変わってきます。今まで図形が浮かんで見えていた人は「交差法」を、沈んで見えていた人は「平行法」を試してみてください。

Q9

すべて見えるようになりましたが、このまま同じ「マジカル・アイ」を見続けて、トレーニングになるのでしょうか?

Ａ 「マジカル・アイ」の目的は、絵の中の答えを探すことではありません。立体視を行うことにより、視力アップを図ることにあります。この「マジカル・アイ」がもつ視力アップ効果は、一度見えたからといって薄れるものではありませんので、安心して今までどおりトレーニングを続けてください。またもっと効果的なトレーニング方法としては、「マジカル・アイ」の細部をすみずみまでじっくり眺めたり、「マジカル・アイ」を遠ざけたり、近づけたりする方法もあります。

※ 「マジカル・アイ」は、右目と左目のズレを利用しているイラストです。隻眼では見られませんのでご了承ください。

ようこそ! マジカル・アイの世界へ

Welcome to Magical Eye World

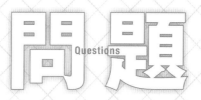

問題
Questions

不思議な立体視ができる
マジカル・アイのイラストを楽しみましょう!

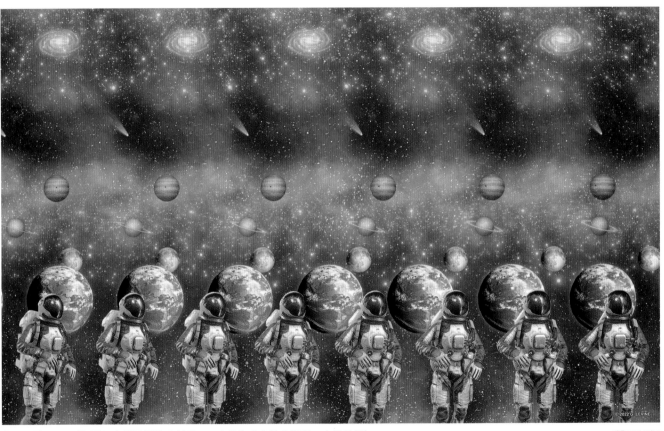

Astro-Rama 〈無限に広がる天体のドラマ。きらめく立体の世界へようこそ〉

©Gene Levine

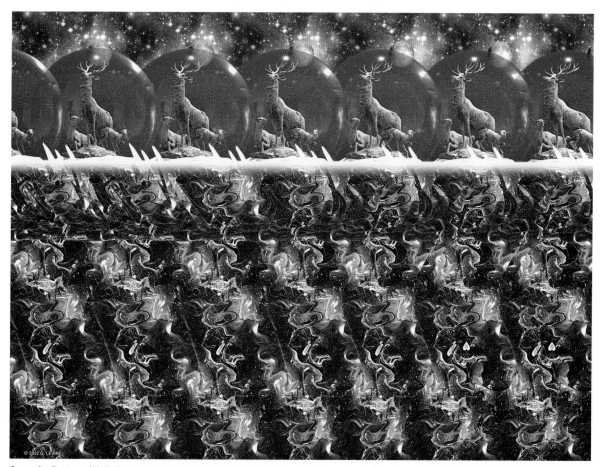

Cosmic Deer 〈神秘的なゆらめきの中には何が見えるでしょう〉

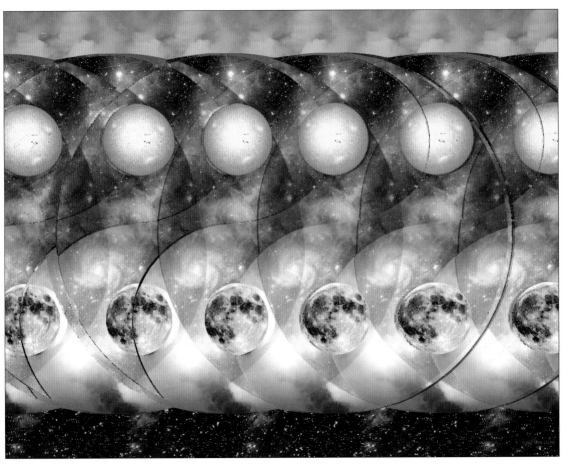

Night and Day 〈太陽と月が作り出す、陽と陰。平行法と交差法の両方を試しましょう〉

©Gene Levine

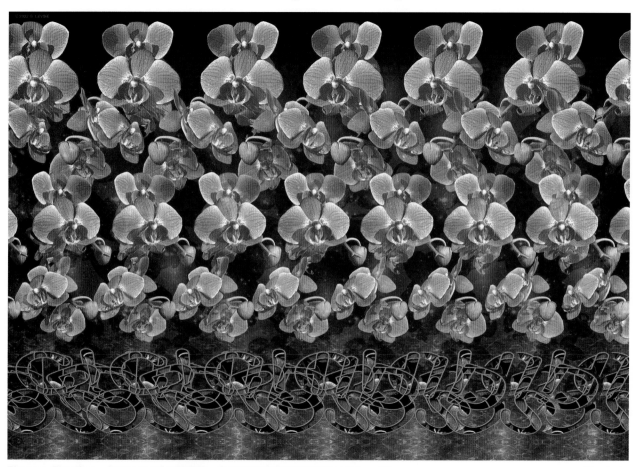

Flowers Floating 〈きれいに咲く胡蝶蘭。立体的に並ぶ様子を味わいましょう〉

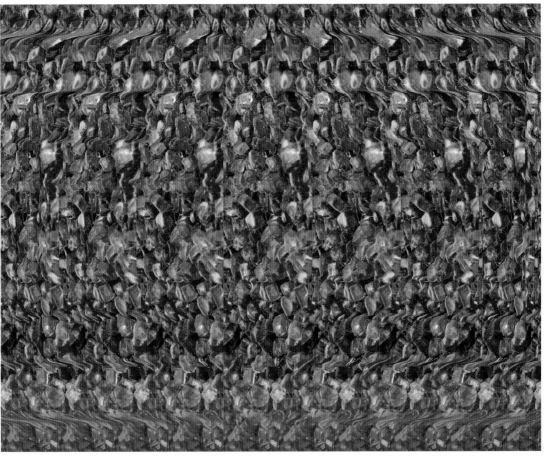

Deep Red 〈平行法だと奥行きが出て、交差法だと飛び出してきます〉

©Gary Priester

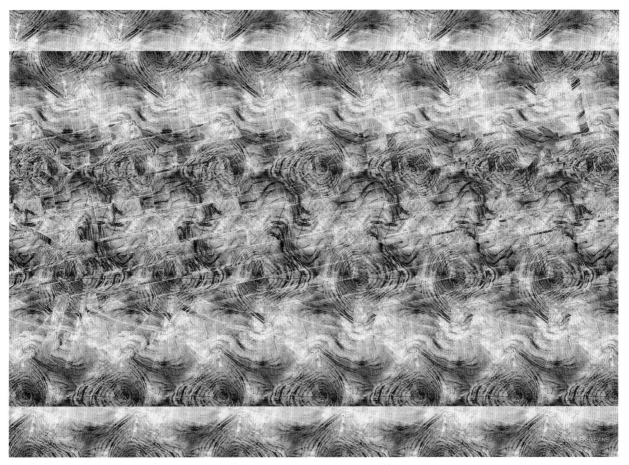

3D Kanji 〈文字が浮き上がってきます。その立体感を目でなぞってみましょう〉

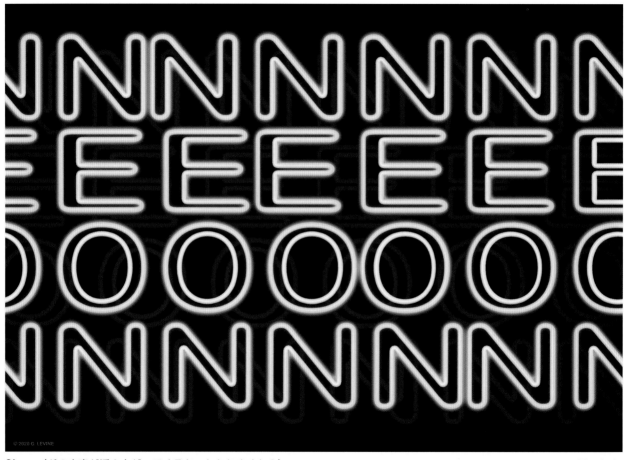

Glow 〈どの文字が浮き上がってくるか、わかりますか？〉

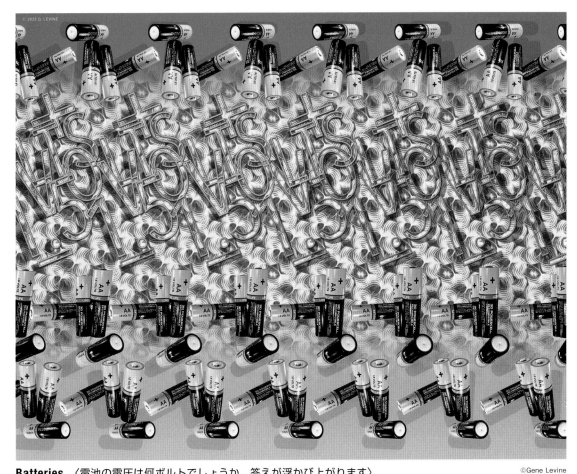

Batteries 〈電池の電圧は何ボルトでしょうか。答えが浮かび上がります〉

©Gene Levine

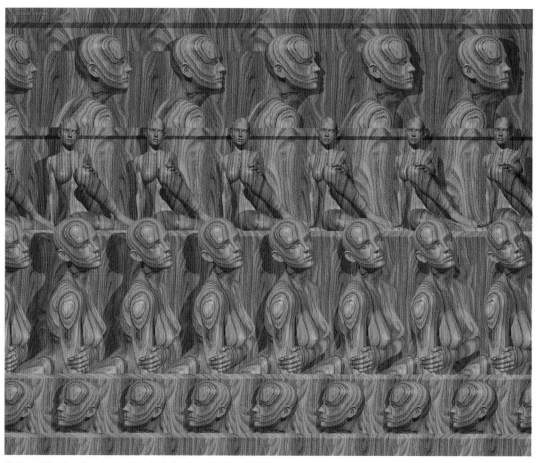

Yellow Birch 〈たくさん並んだ木像が、不思議な立体感を作り出します〉

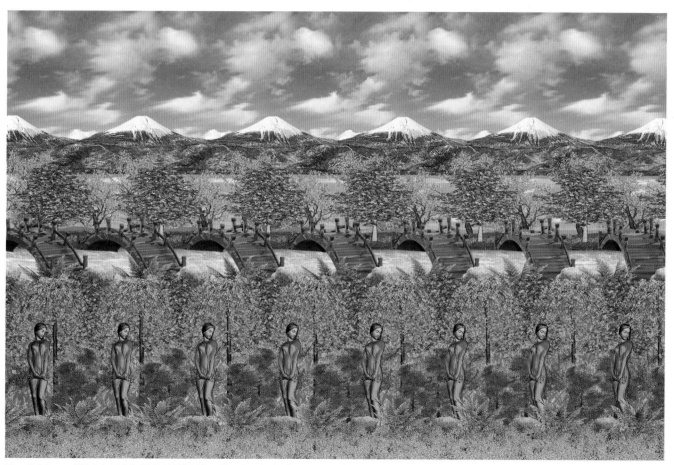

The Bridge 〈橋の向こうに見える絶景が、どこまでも広がっています〉

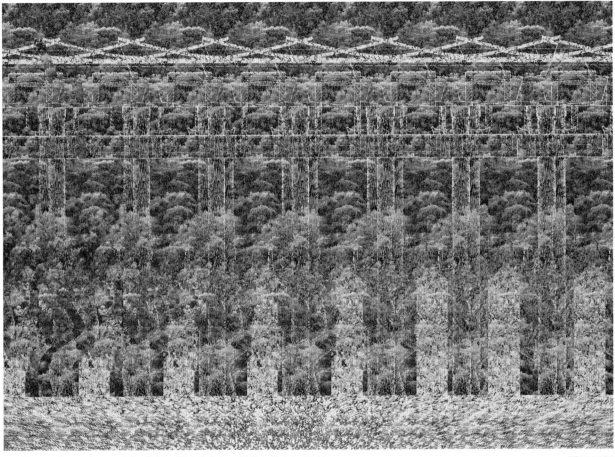

Kii Mountains 〈まるで別の世界へ導くような、荘厳な佇まいです〉

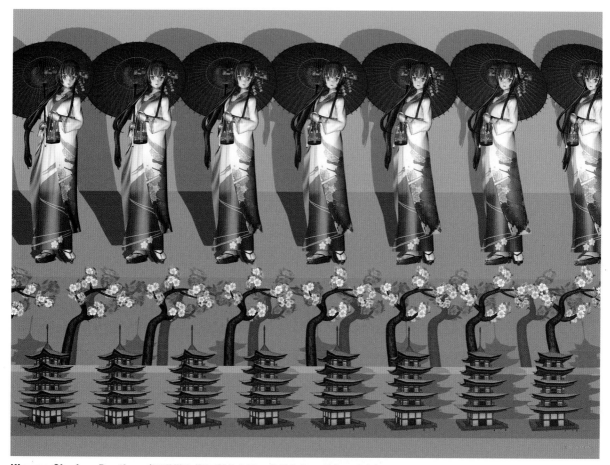

Kimono Shadow Depths 〈五重塔と桜に彩られる、うるわしい着物の少女〉

29

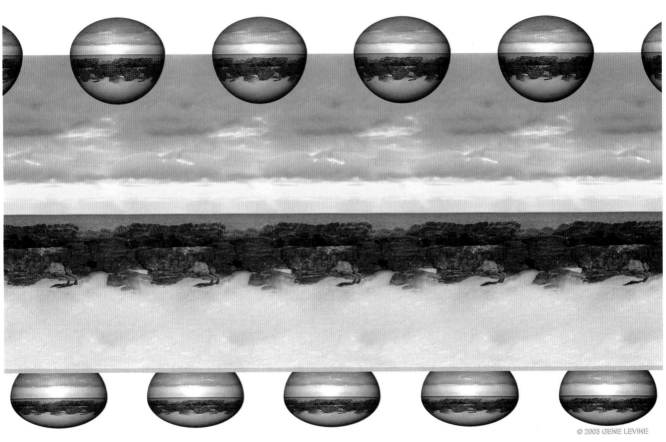

Mirror le Mer 〈陽光に照らされる水平線。球体に映る景色にも注目〉

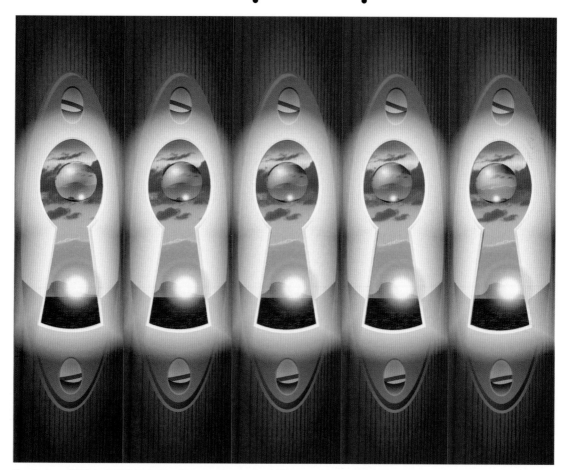

Keyhole 〈鍵穴から見える夕日。光のコントラストが美しいです〉

LEVEL 2

LEVEL 3

LEVEL 4

LEVEL 5

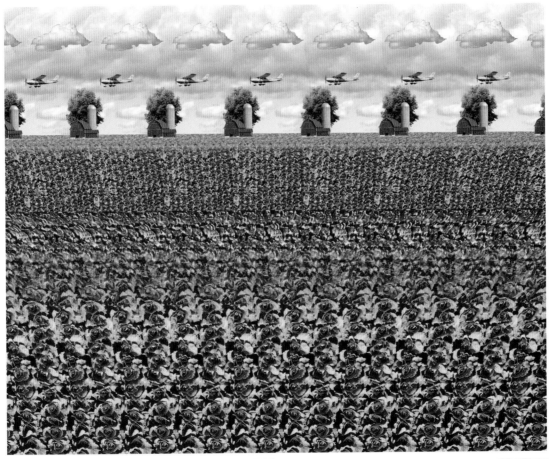

Farmland 〈手前から奥に向かって、広がっていく景色〉

©Gary Priester

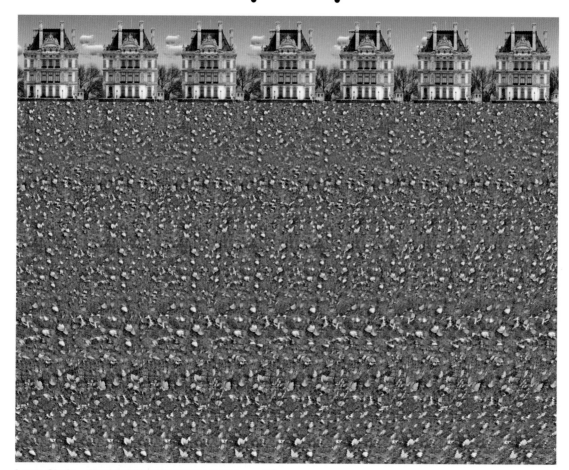

Lawn Chair 〈お屋敷の前に置かれている物は……？〉

©Gary Priester

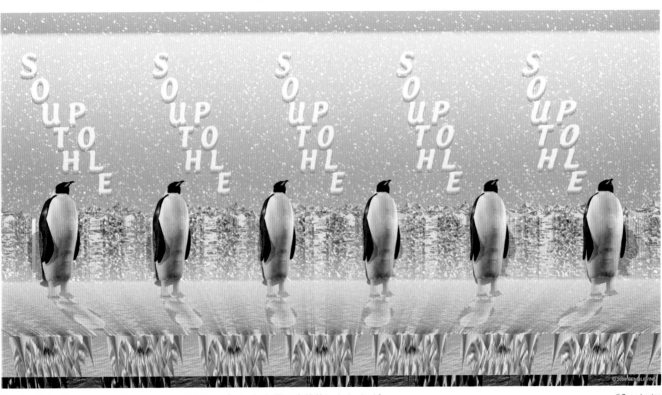

South Pole Vacation 〈南極のコウテイペンギン。舞う雪も立体的になります〉

©Gene Levine

34

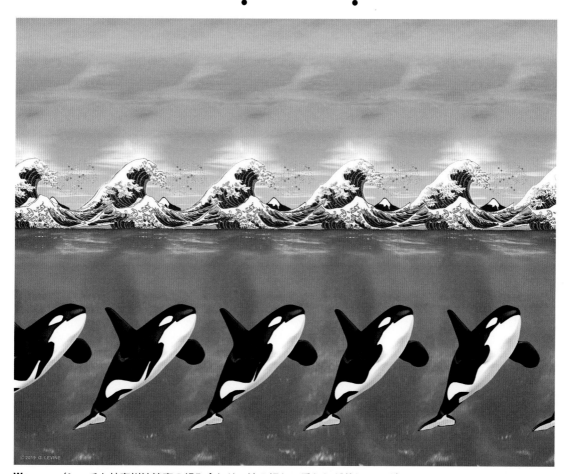

Waves 〈シャチと神奈川沖浪裏の組み合わせ。波の細かい重なりが美しいです〉

©Gene Levine

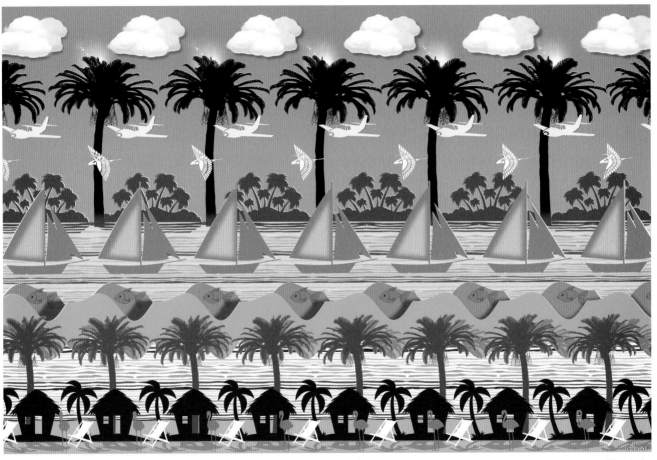

Palm-O-Rama 〈南国の穏やかな海。それぞれの重なりを見てみましょう〉

©Gene Levine

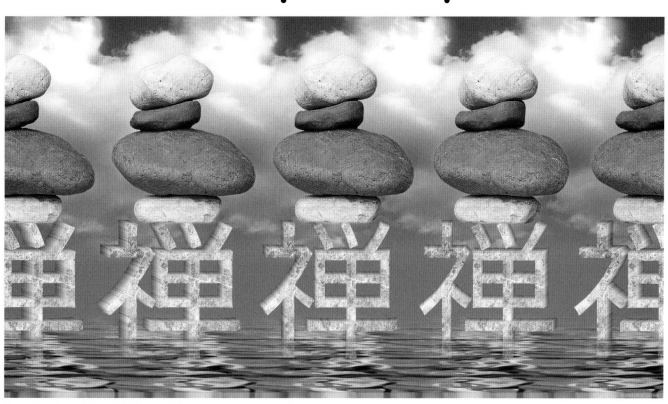

Zen 3D 〈石を積んで精神統一。「禅」を試してみましょう〉

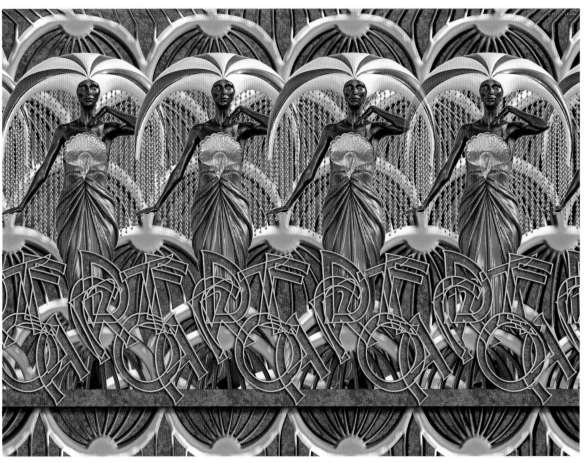

Headdress 〈浮き上がるのは「アール・デコ」という意味。幾何学的な装飾美術です〉

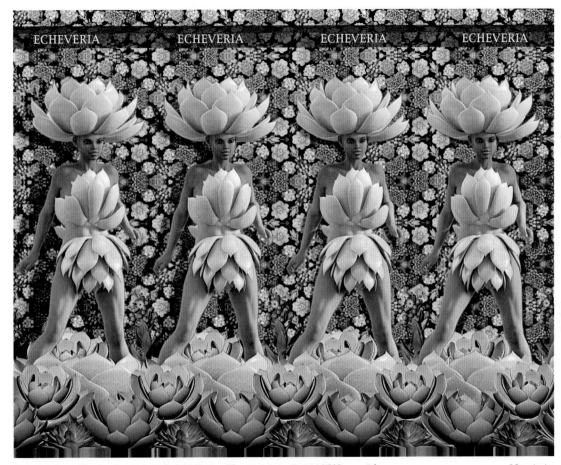

Echeveria 〈「エケベリア」は多肉植物の一種。ここにいるのは妖精……?〉

©Gene Levine

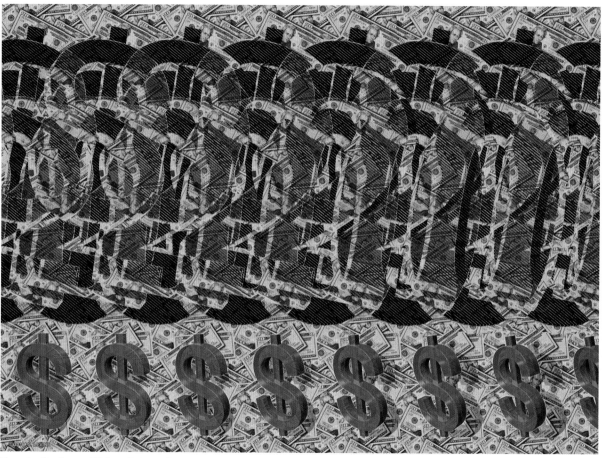

Twenty Bucks 〈見えてくるのは何ドルでしょうか？〉

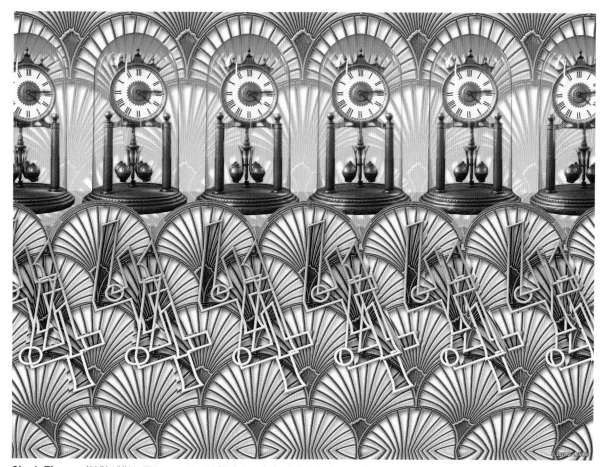

Clock Time 〈時計が指し示しているのは何時？　文字が浮き上がります〉

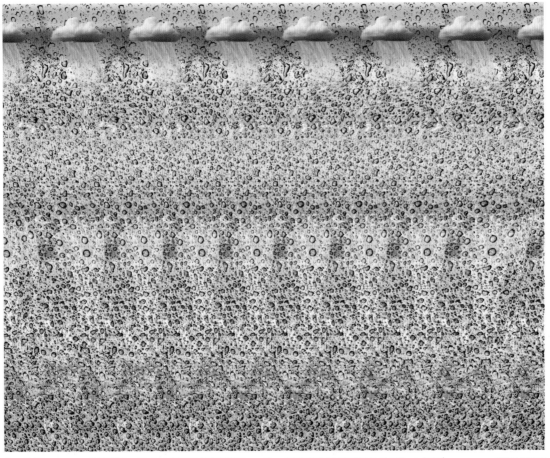

April Showers 〈雨が降ってきたので傘を広げましょう。水滴の中に何が見えるでしょうか〉

LEVEL 1
LEVEL 2
LEVEL 3
LEVEL 4
LEVEL 5

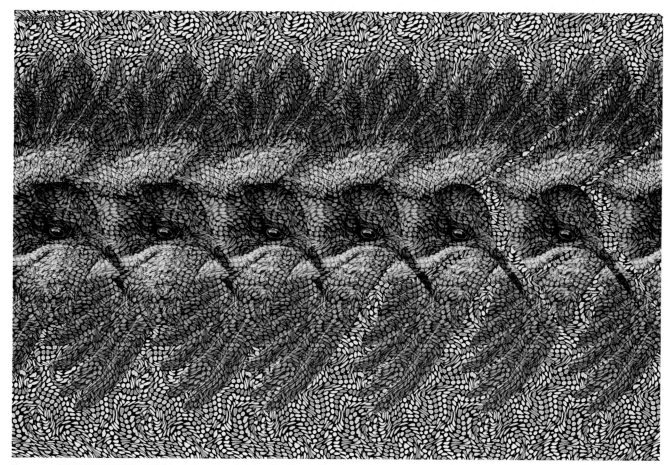

Hover 〈ハチドリは高速で羽ばたくことで、空中に浮かぶことができます〉

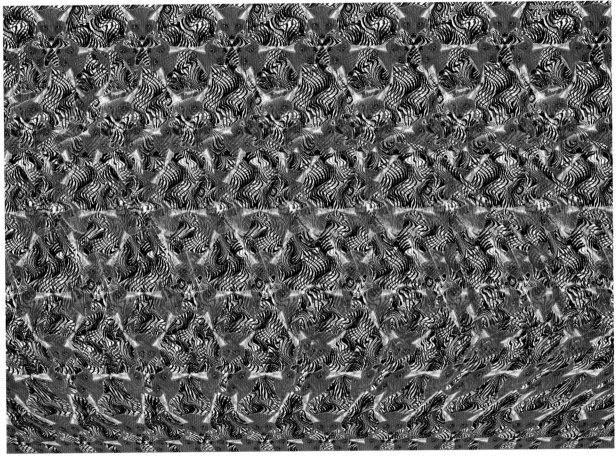

Vulpes 〈「Vulpes」はこのイラストに見えてくる動物のことです〉

LEVEL 1　LEVEL 2　LEVEL 3　LEVEL 4　LEVEL 5

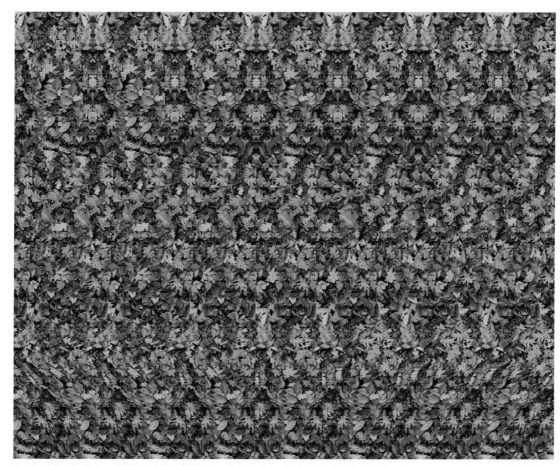

Arched Back Cat　〈見えてくるのはネコ。どんなポーズをしているでしょう〉

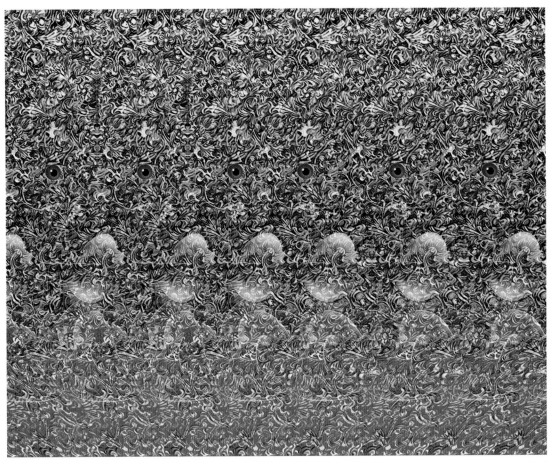

Easter Bunny 〈イースター（復活祭）には、ウサギが卵を運んできます〉

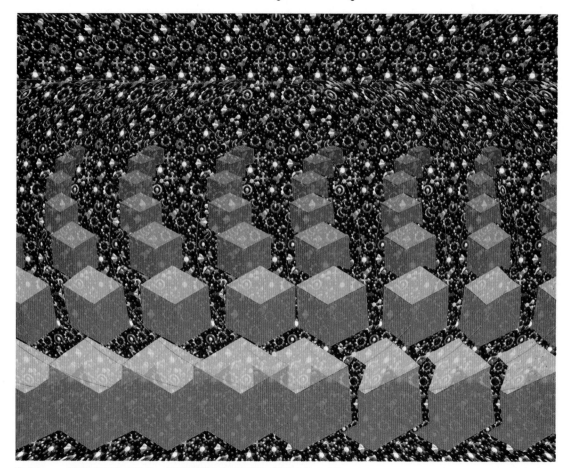

Cubism 〈奥行きが生まれる、不可思議な次元に迷い込みましょう〉

©Gary Priester

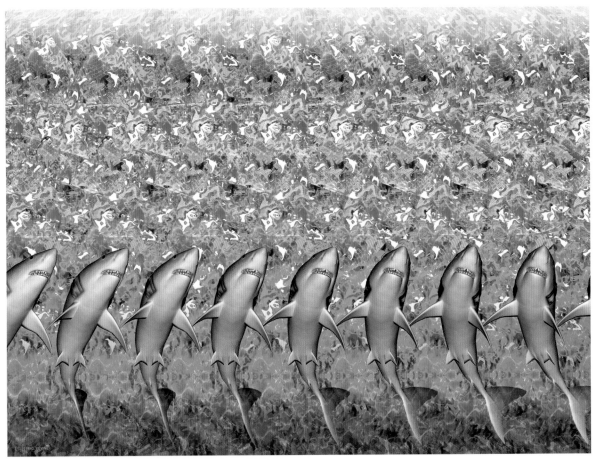

Grandpa Shark 〈水中から迫ってくるのは、あの凶暴な魚です〉

LEVEL 1
LEVEL 2
LEVEL 3
LEVEL 4
LEVEL 5

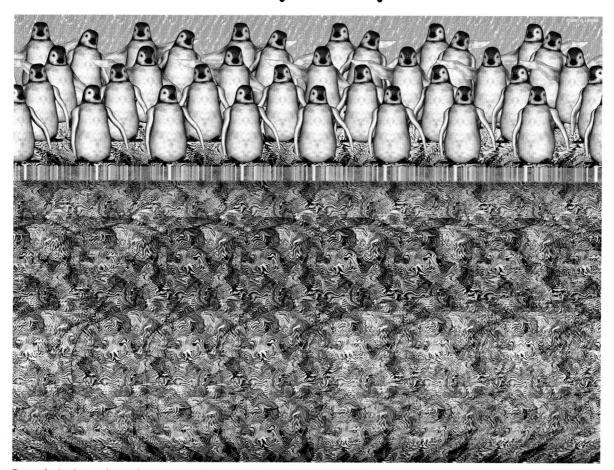

Penguin Ledge 〈ペンギンたちの並ぶその下には、何かが泳いでいます〉

©Gene Levine

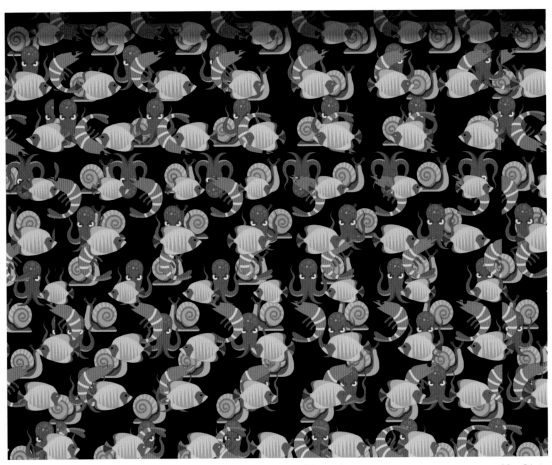

Under Water 〈深海を彩る海の生き物。立体視すると美しい重なりに〉

©Gary Priester

LEVEL 1
LEVEL 2
LEVEL 3
LEVEL 4
LEVEL 5

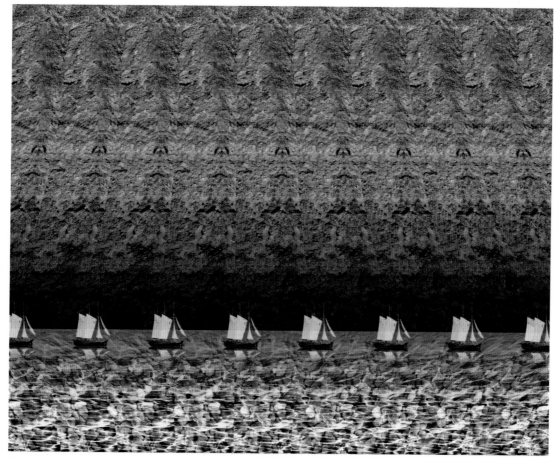

The Overhang 〈いまにも落ちてきそうな空の下を、船は進んでいきます〉

©Gary Priester

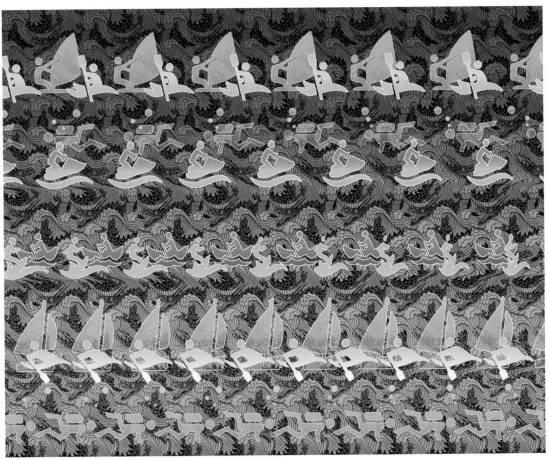

Water Sports 〈爽やかな海のスポーツ。それぞれ、競技の特徴を捉えています〉

©Gary Priester

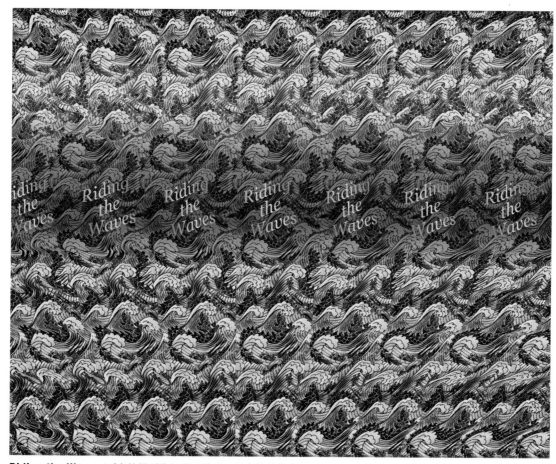

Riding the Waves 〈立体視が作り出す波をつかまえよう！〉

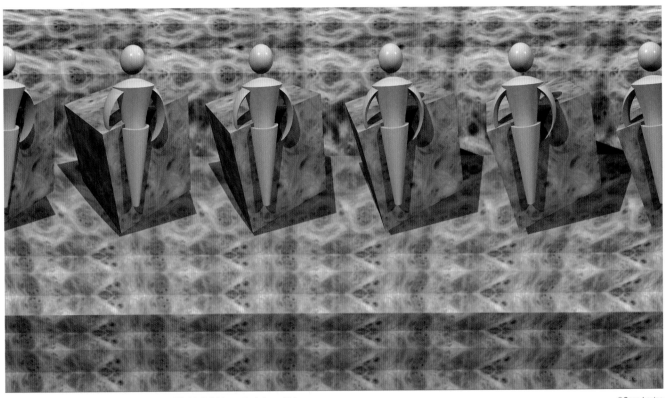

Drone 〈人形の頭を重ねるように平行法を試してみましょう〉

©Gene Levine

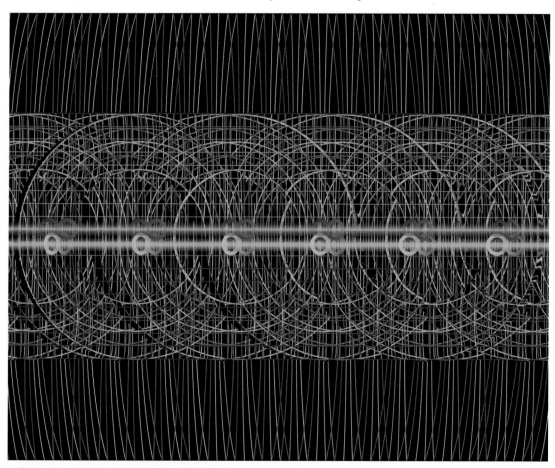

Infinity-III 〈無限を表す記号が見えてきます〉

©Gary Priester

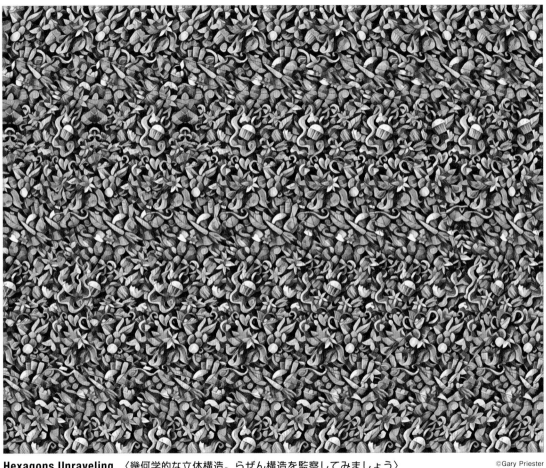

Hexagons Unraveling 〈幾何学的な立体構造。らせん構造を監察してみましょう〉

©Gary Priester

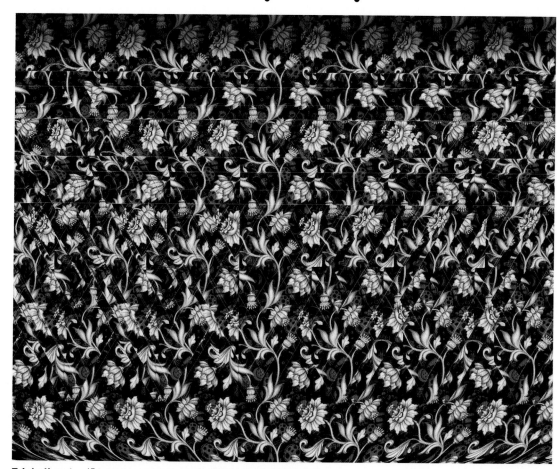

Triskelion 1 〈「トリスケリオン」は「三脚巴」を表す言葉です〉

©Gary Priester

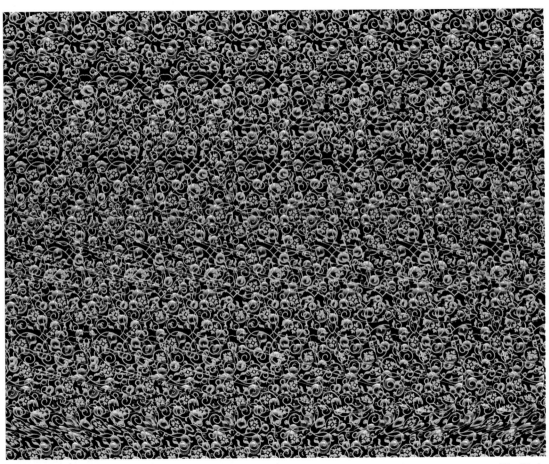

Triskelion 3 〈三角形が織りなす立体交差をご覧あれ〉

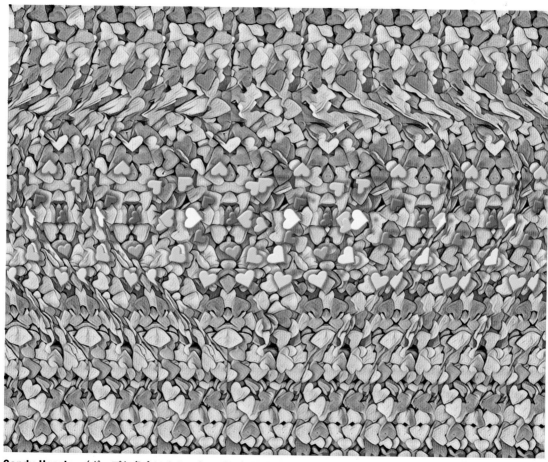

Candy Hearts 〈ポップな色合いのハート。どの色が浮かび上がる？〉

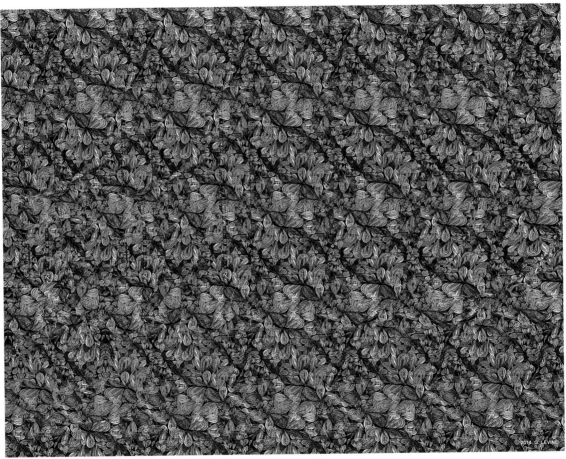

Fingers 〈浮かび上がる指が引っかけているのは、どんな文字？〉

©Gene Levine

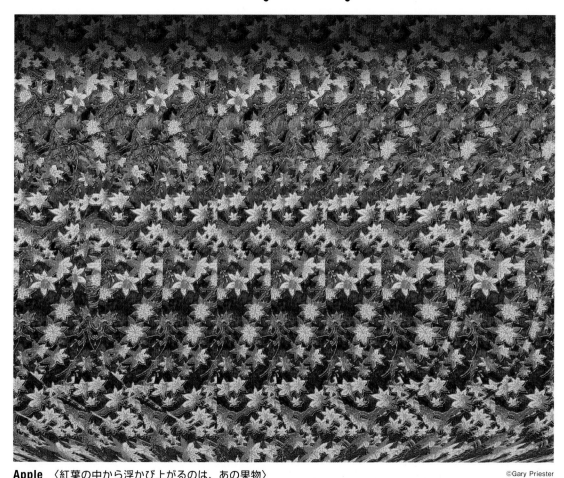

Apple 〈紅葉の中から浮かび上がるのは、あの果物〉

©Gary Priester

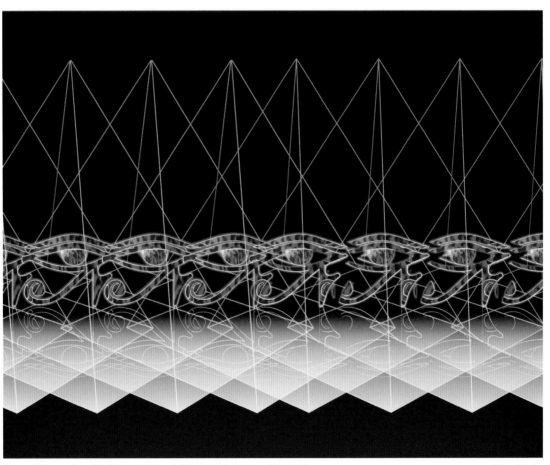

Eye of Horus II 〈ホルスの目は、古代エジプトのシンボルです〉

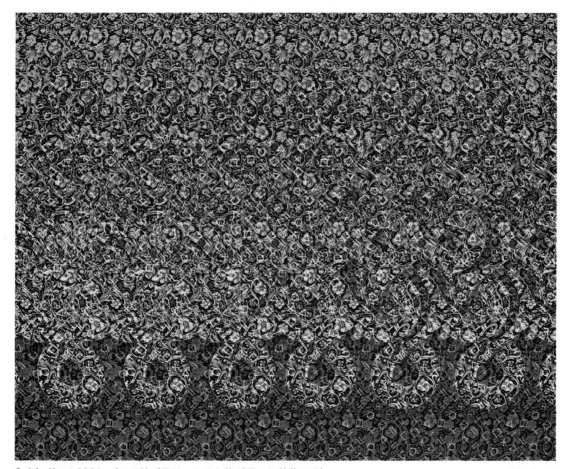

Celtic Knot 2021 〈この結び目は、ケルト族が用いた装飾です〉

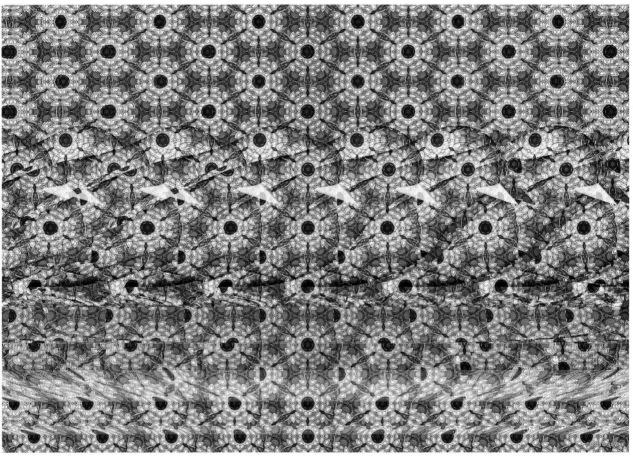

Bath 〈水浴びにやってきたのはどんな生き物でしょう〉

©Gene Levine

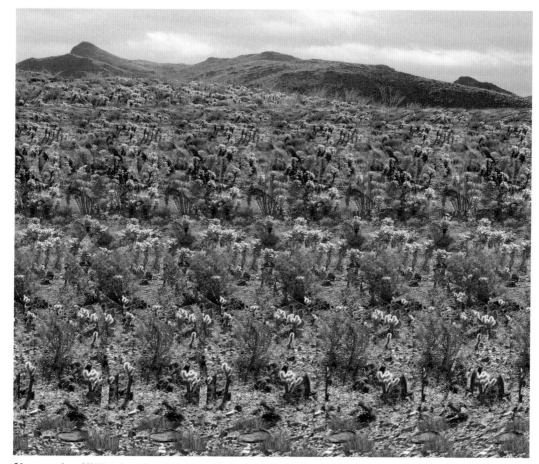

Chaparral 〈草原の中で見つけたのは、可愛いあの動物〉

©Gene Levine

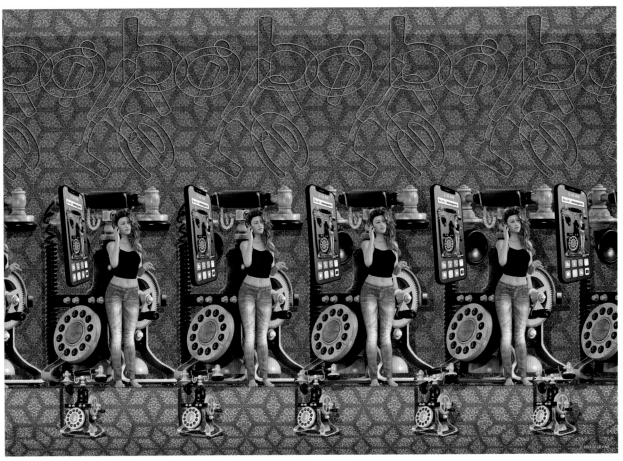

Phone Tech　〈電話機の進化を感じさせるイラストです〉

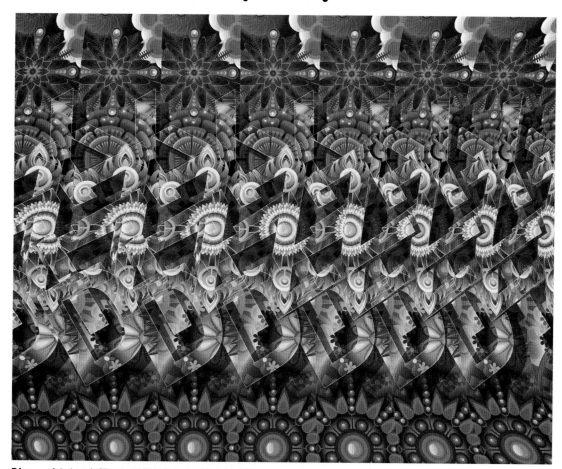

Dizzy 〈めまいを起こしそうなうねりがあります〉

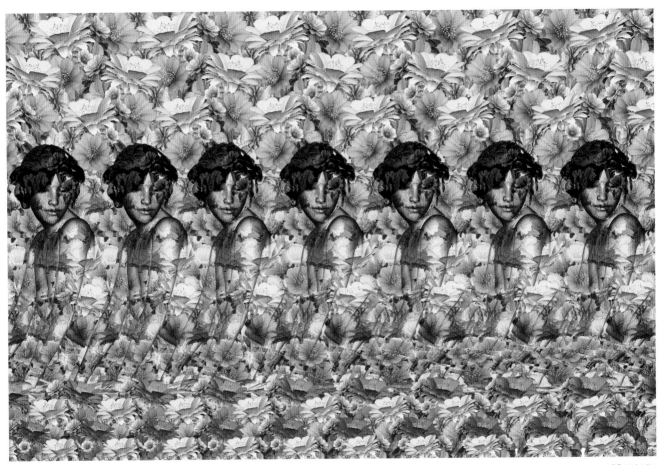

Flora 〈花の咲き乱れる中に横たわるのは、一人の女性〉

LEVEL 1　LEVEL 2　LEVEL 3　LEVEL 4　LEVEL 5

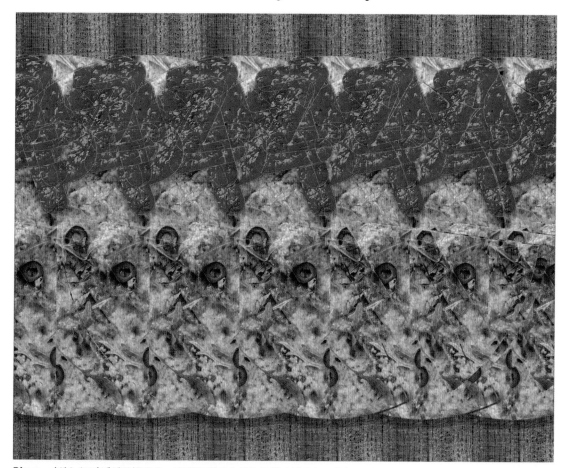

Pizza 〈どんなピザがお好き？　文字の浮き上がりを見つけましょう〉

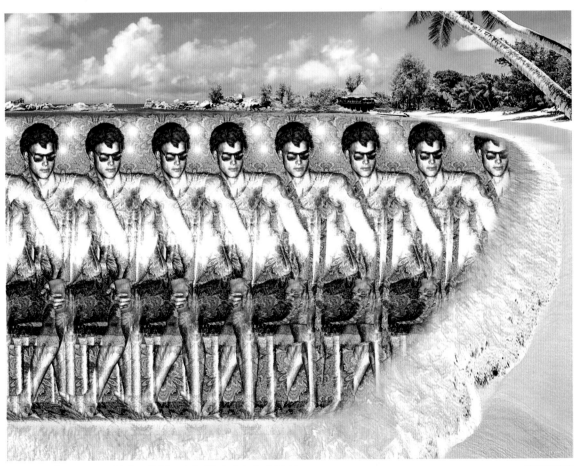

Summer Getaway 　〈南国の海辺でのんびりしたいものです〉

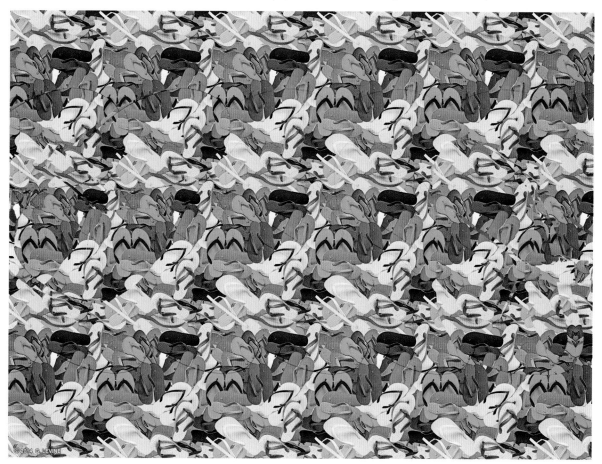

Flip-Flops 〈水辺のお供にこのサンダル！〉

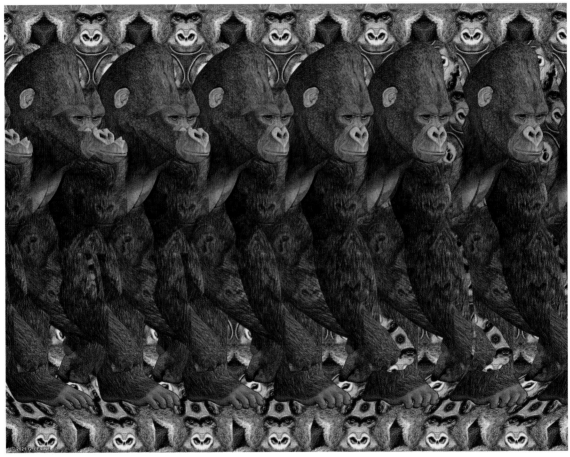

Gorilla Walk　〈たくさんのゴリラが隠れていますが、浮かび上がるのは一頭〉

©Gene Levine

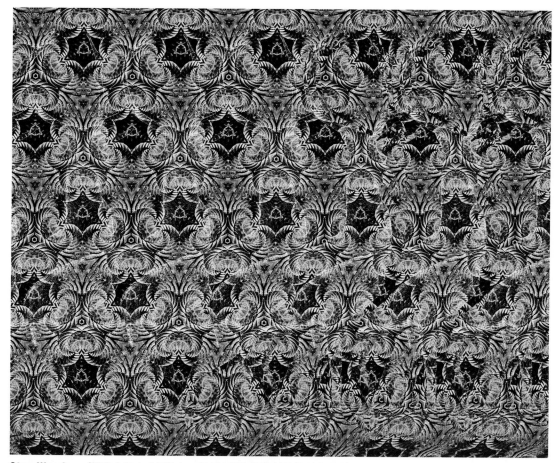

Stag Woods 〈緑の中をよく見ると、角が立派な動物が見えてきます〉

©Gene Levine

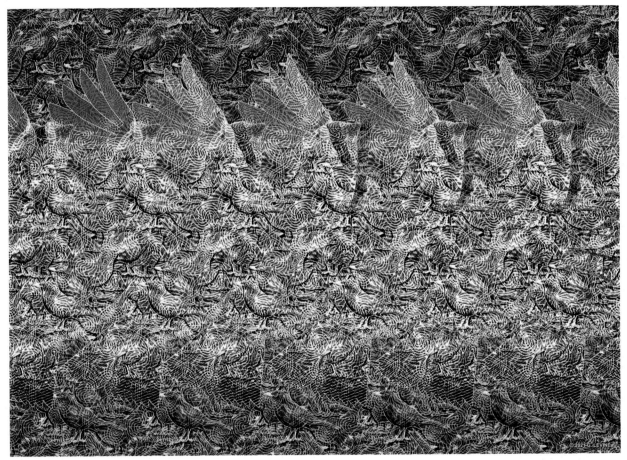

Headwind　〈すこしだけ見えている羽を頼りに、隠れている鳥を見つけましょう〉

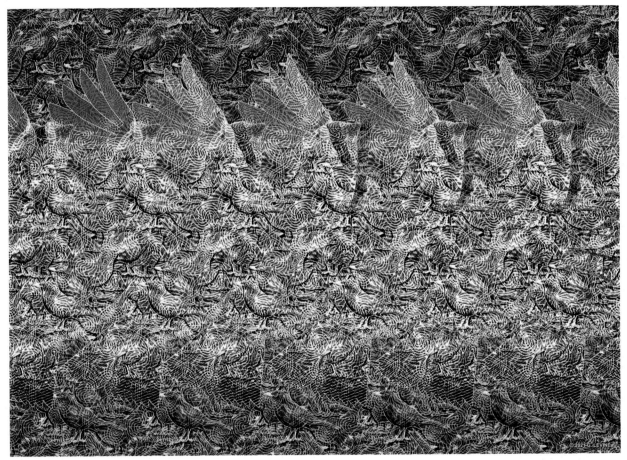©Gene Levine

LEVEL 1
LEVEL 2
LEVEL 3
LEVEL 4
LEVEL 5

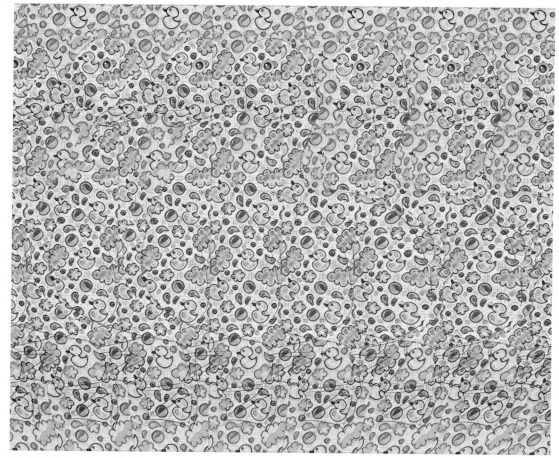

Just Ducky 〈キュートなアヒルのおもちゃから、浮かび上がるのは？〉

©Gary Priester

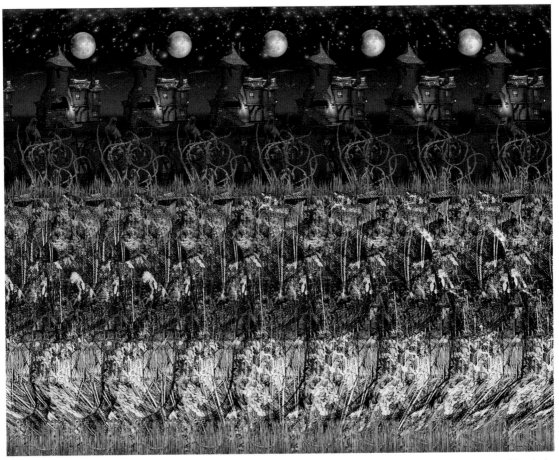

Twilight Run 〈満月の月夜、楽しそうに走るのはあの動物〉

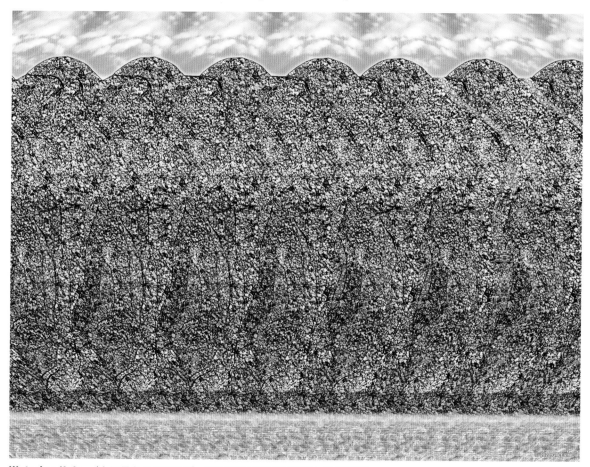

Watering Hole 〈上に見えるのはコブ。背中にコブのある動物と言えば？〉

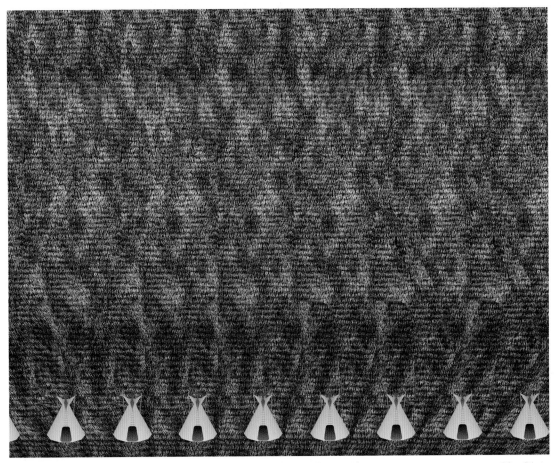

Native American Teepee 〈三角形のテントは、「ティピー」と言います〉

©Gary Priester

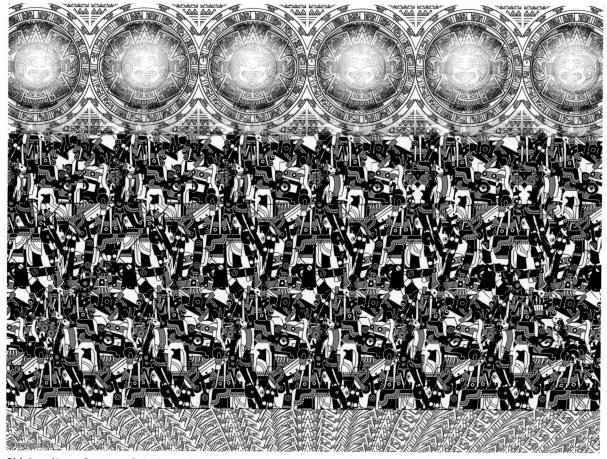

Chichen Itza - Summer Solstice　〈チチェン・イッツァはユカタン半島にあるマヤ文明の遺跡です〉

©Gene Levine

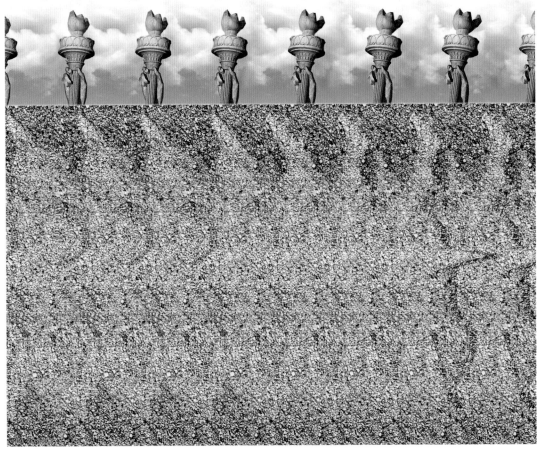

Liberty 〈ニューヨークにある、自由を象徴する像です〉

©Gene Levine

London Bridge 〈ロンドンにあるこの有名な橋は「タワー・ブリッジ」と言います〉

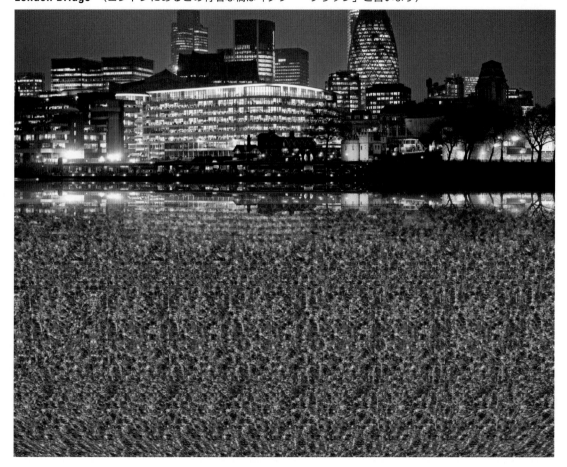

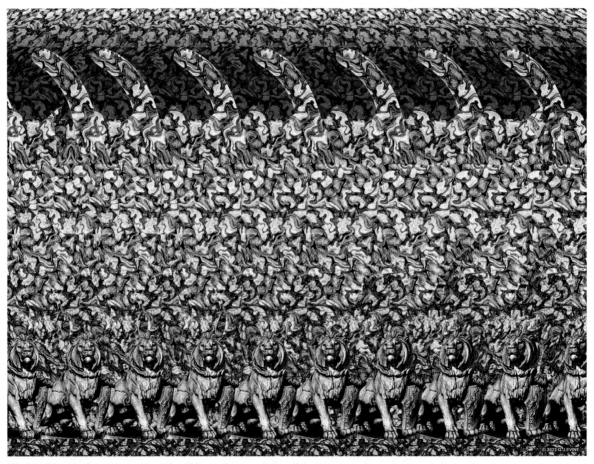

Mighty King 〈ライオンもネコ科の動物です〉

©Gene Levine

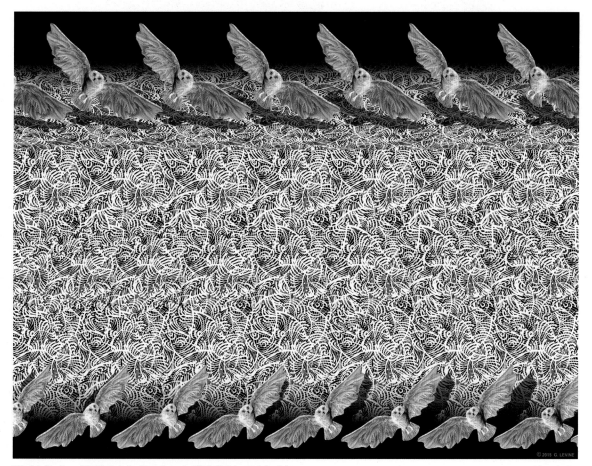

Night Owl 〈暗闇の中からフクロウが飛び出してきた！〉

©Gene Levine

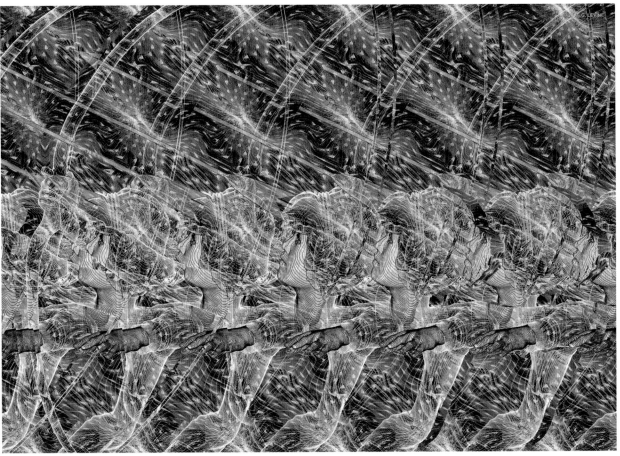

Release 〈美しい弓矢の構え〉

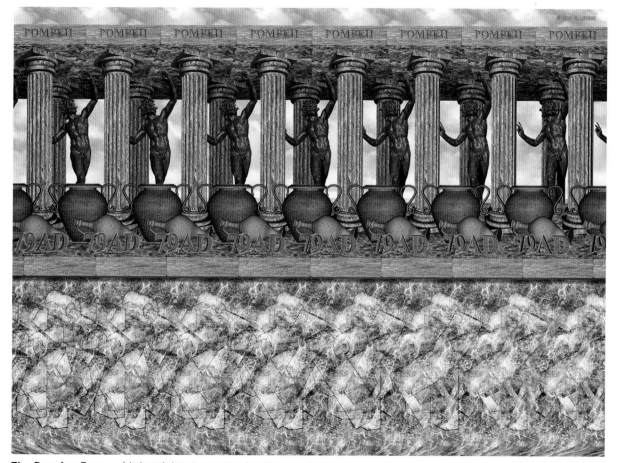

The Dancing Faun　〈火山の噴火によって灰の中に埋もれた都市です〉

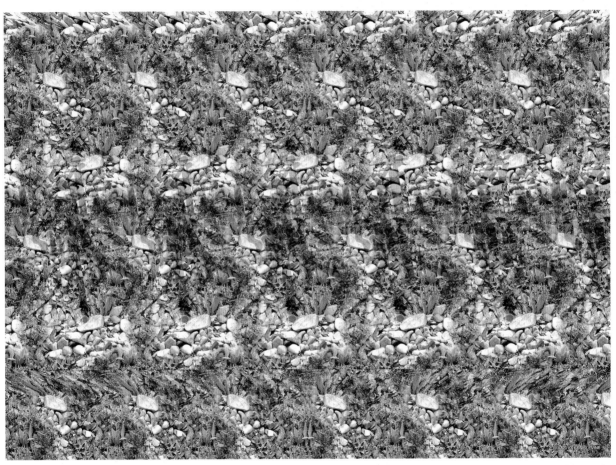

To each their own 〈このタイトルを日本語にすると……？　答えは立体視で〉

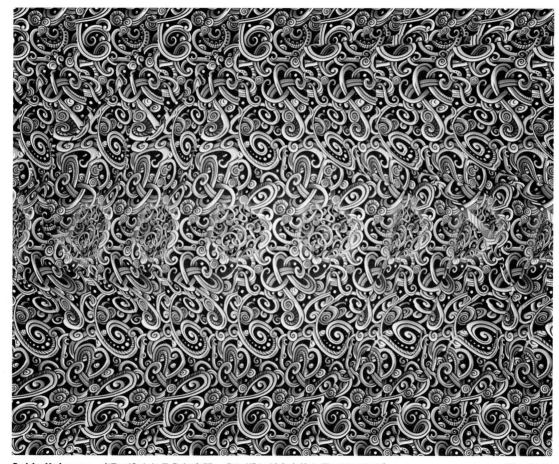

Cubic Universe 〈吸い込まれそうな空間。奥に浮かぶ立方体を見つけてみて〉

©Gary Priester

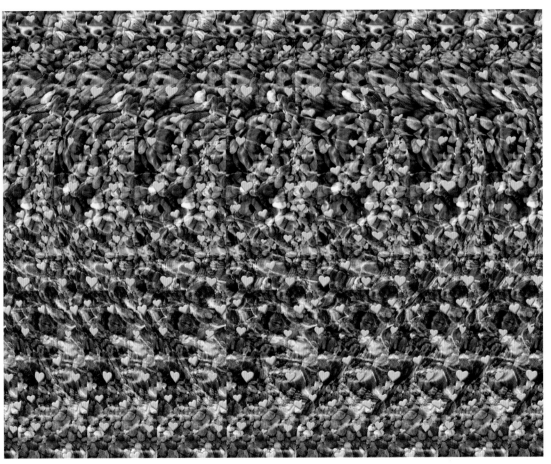

Deep Heart 〈ちりばめられたハートが水面にゆらめきます〉

©Gary Priester

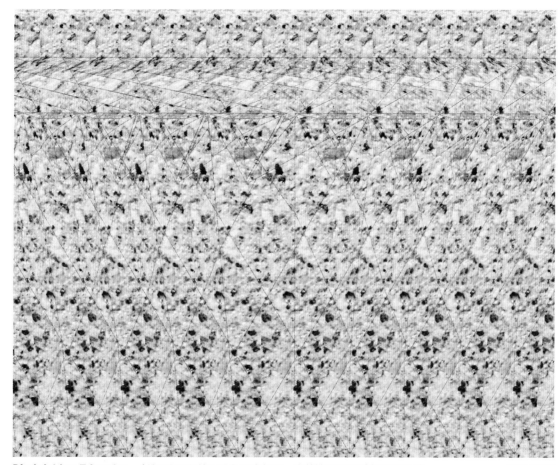

Diminishing Triangles 〈どこまでも続きそうな奥行き。交差法では飛び出てきます〉

©Gary Priester

LEVEL 1

LEVEL 2

LEVEL 3

LEVEL 4

LEVEL 5

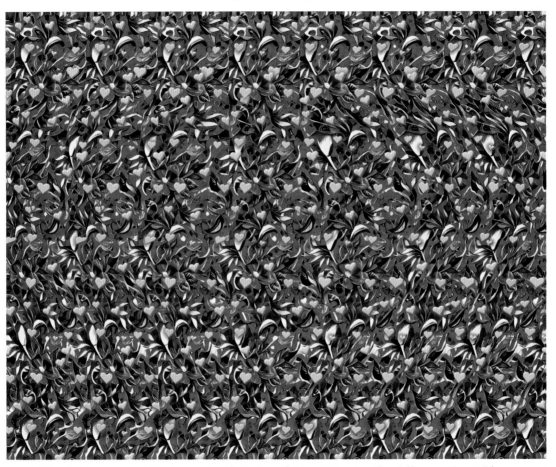

From the Bottom of My Heart 〈先ほどとは違う、ちりばめられたハート。違いを比べてみましょう〉©Gary Priester

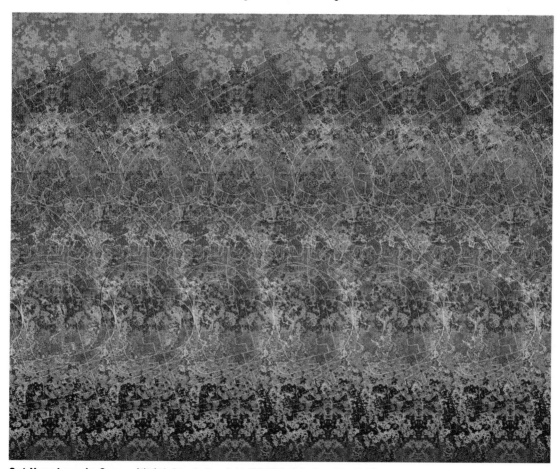

Get Your Love in Gear 〈歯車となったハートはどう組み合わさっている？〉

©Gary Priester

LEVEL 1 LEVEL 2 LEVEL 3 LEVEL 4 LEVEL 5

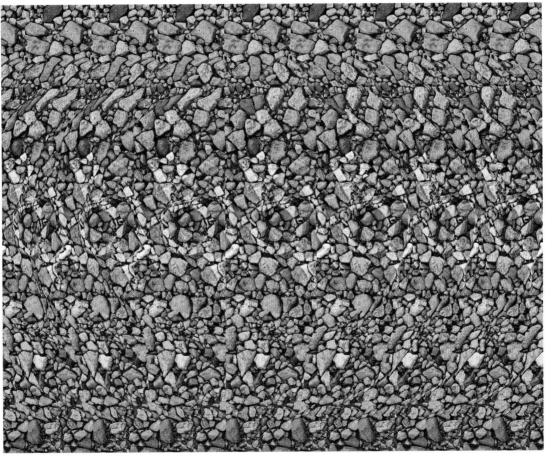

Hole 〈穴の中に見える文字を読んでみましょう〉

©Gary Priester

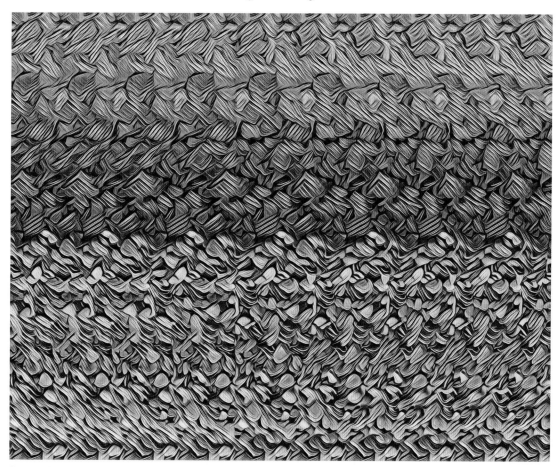

Secret Passage II 〈思わずのぞき込んでしまう、奥行きのある光景です〉

LEVEL 1
LEVEL 2
LEVEL 3
LEVEL 4
LEVEL 5

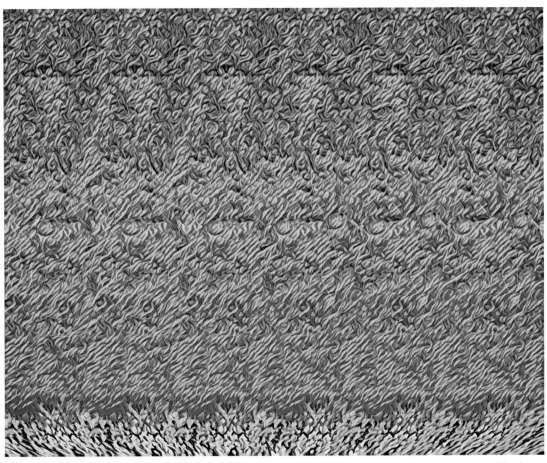

Infinity Spheres 〈流線形が形作る立体交差を追ってみましょう〉

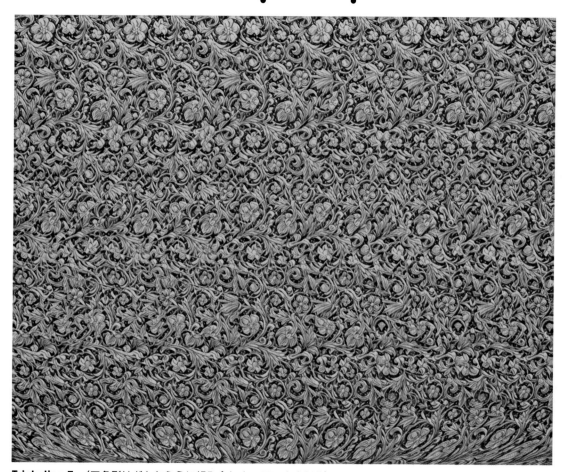

Triskelion 7 〈三角形はどんなふうに組み合わさっていますか？〉

©Gary Priester

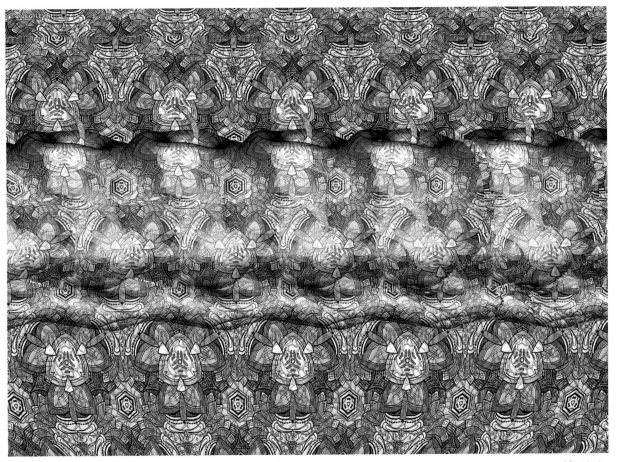

To the Fairest　〈伸ばされた手の上に載っているのは？〉

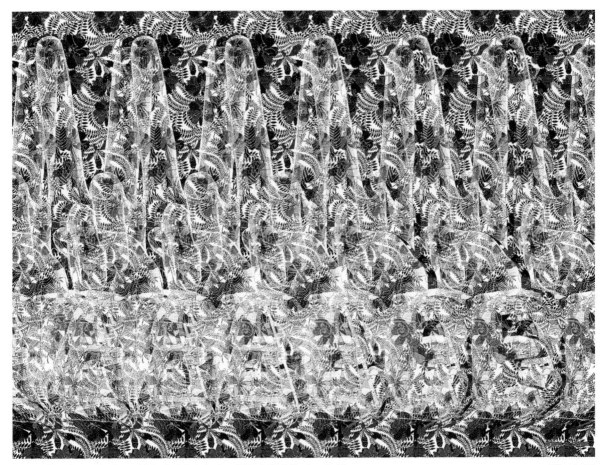

Peace Platform dark 〈楽しさやうれしさ、平和を表すサインです〉

Saturn 〈周りに形成された環が特徴的な惑星です〉

©Gary Priester

LEVEL 1
LEVEL 2
LEVEL 3
LEVEL 4
LEVEL 5

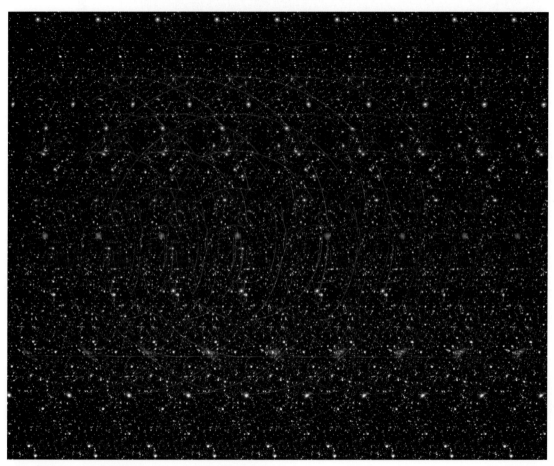

Deep Space 〈渦を巻きながら、どこまでも続く宇宙〉

©Gary Priester

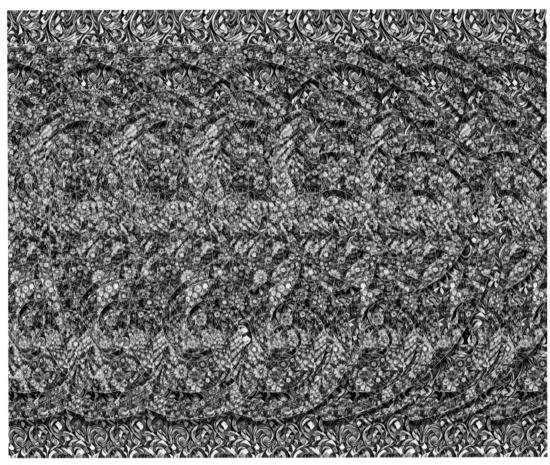

Triskelion 8 〈ぐるぐると曲線を描く模様が美しいです〉

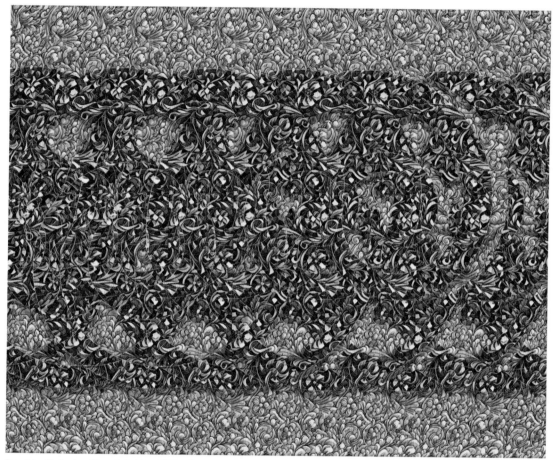

Double Spiral　〈2つのらせんが組み合わさる模様をなぞってみましょう〉

©Gary Priester

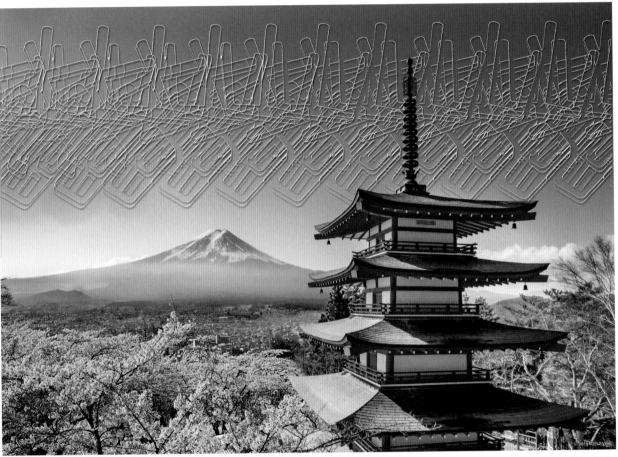

Mountain Sky 〈日本の特徴を表す写真。空に浮かび上がる文字を見つけましょう〉

©Gene Levine

LEVEL 1
LEVEL 2
LEVEL 3
LEVEL 4
LEVEL 5

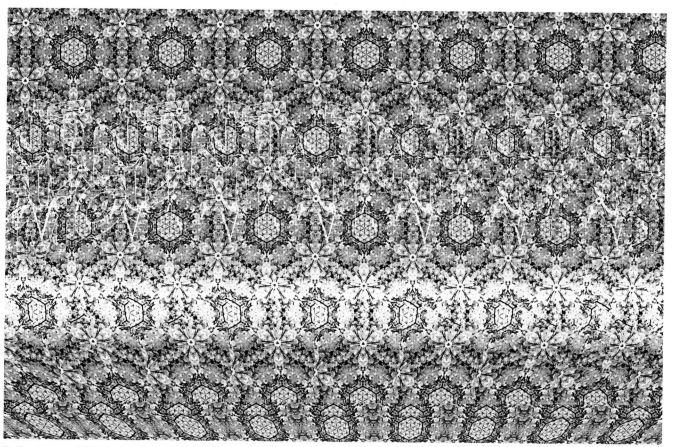

Fuji 〈日本の象徴ともなっている、霊峰です〉

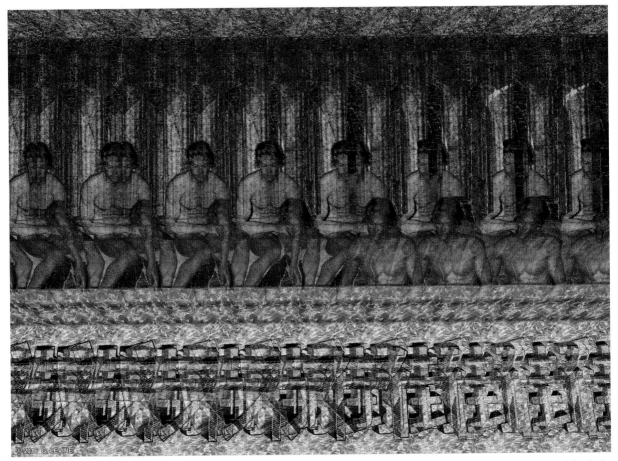

Bath, England 〈イギリスにある、ローマ時代の大浴場が残る街です〉

©Gene Levine

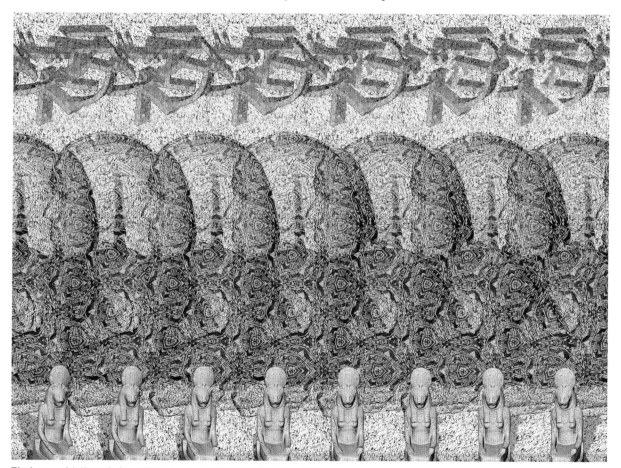

Thebes 〈古代エジプトの都市は、ナイル川流域で栄えました〉

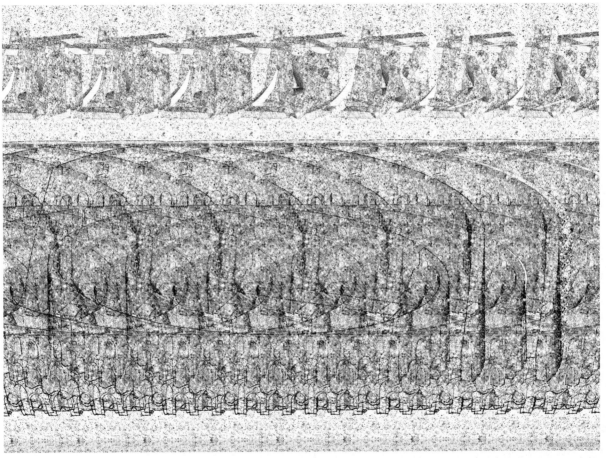

The Colosseum 〈闘士たちを戦わせる円形闘技場をコロシアムと言います〉

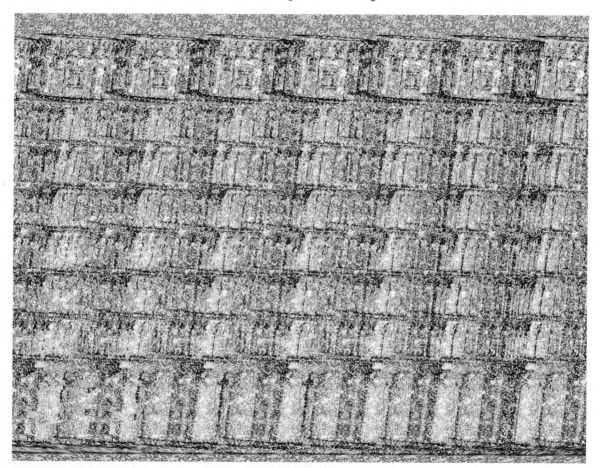

Tower 〈ピサにある斜塔は、その名の通り傾いています〉

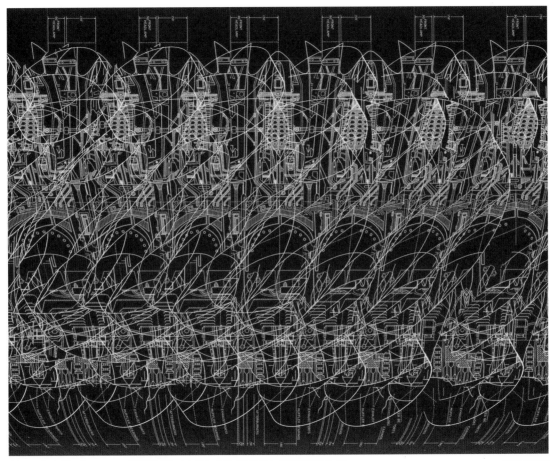

Blueprint Yin & yang　〈工業製品のように切り取られた陰陽模様です〉

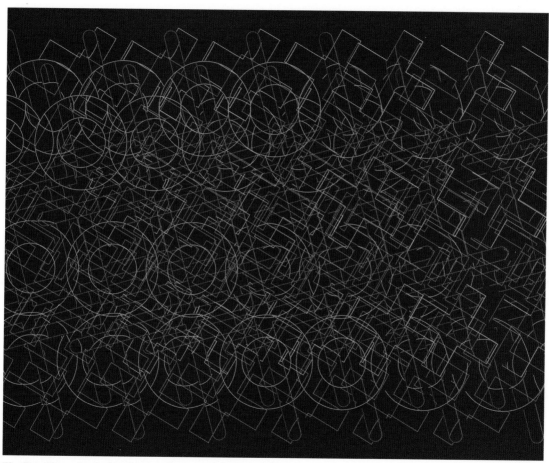

Tic-Tac-Toe 〈マルバツゲーム、勝っているのはどっち？〉

LEVEL 1 LEVEL 2 LEVEL 3 LEVEL 4 LEVEL 5

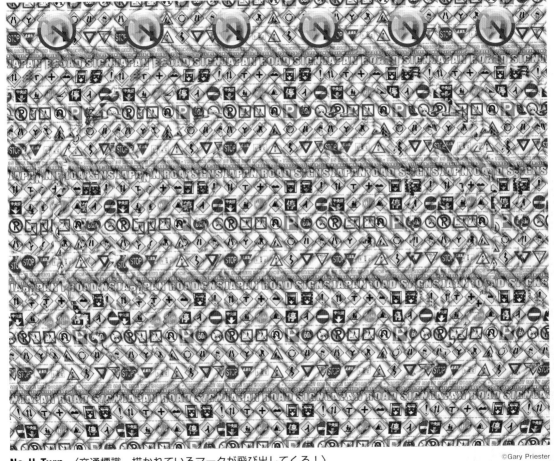

No-U-Turn 〈交通標識、描かれているマークが飛び出してくる！〉

©Gary Priester

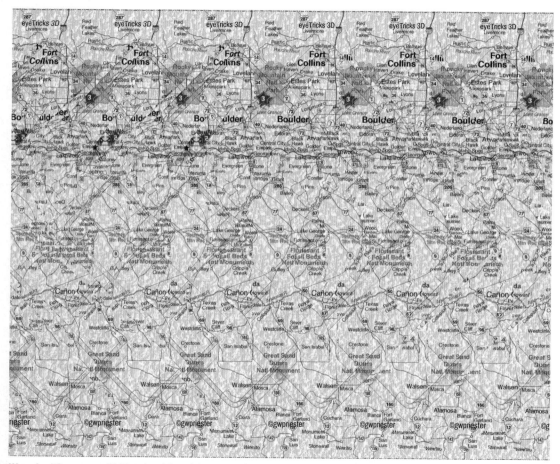

Warning Curves 〈地図の中に浮かび上がる、交通標識は……？〉

©Gary Priester

Solar System 〈太陽系の図、惑星はどこに浮かび上がる？〉

©Gary Priester

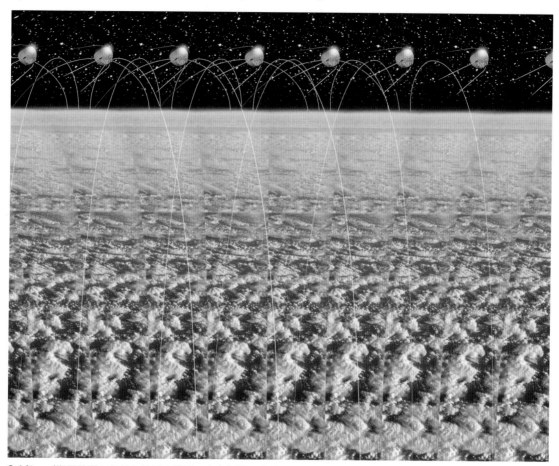

Orbits 〈衛星軌道から見た地球の様子。宇宙規模の立体視をご覧あれ〉

©Gary Priester

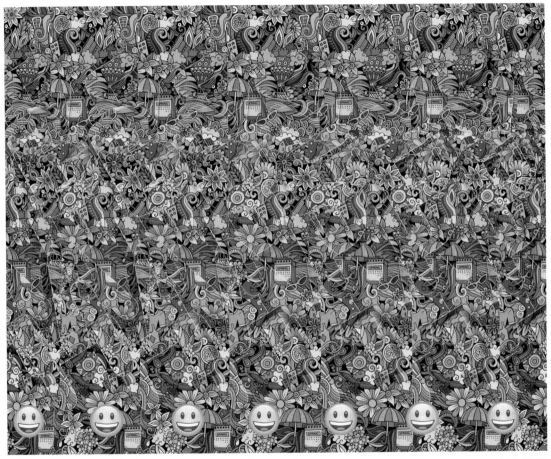

Don't Worry 〈心配しないで。そう伝えるためのメッセージ〉

LEVEL 1
LEVEL 2
LEVEL 3
LEVEL 4
LEVEL 5

こんなふうに見えましたか？

イラストを立体視したときに見えてくるもののイメージです。
すべて平行法で見たときのものです。
★印のイラストは、かくされたイメージが浮き出るものではなく、
イラストがそのまま立体的に見える「マジカル・アイ」です。

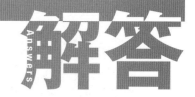

P18

Astro-Rama ★

平行法	奥行きが出て立体的に見えます
交差法	平行法と、凹凸が逆に見えます

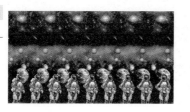

P19

Cosmic Deer

平行法	「牡鹿」が1匹、手前に浮き出て見えます
交差法	平行法と、凹凸が逆に見えます

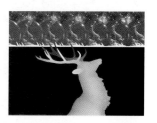

P20

Night and Day

平行法	このような図形が手前に浮き出て見えます
交差法	このような図形が画面奥に沈んで見えます

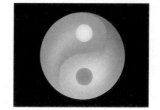

P21

Flowers Floating

平行法	このような文字が手前に浮き出て見えます
交差法	このような文字が画面奥に沈んで見えます

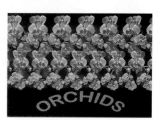

P22

Deep Red

平行法	奥行きが出て立体的に見えます
交差法	手前に突き出るように立体的に見えます

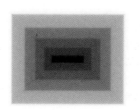

P23

3D Kanji

平行法	このような文字が手前に浮き出て見えます
交差法	このような文字が画面奥に沈んで見えます

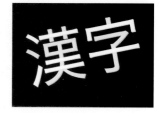

P24
Glow

平行法 このような文字が手前に
浮き出て見えます

交差法 このような文字が画面奥
に沈んで見えます

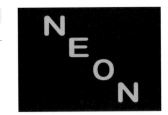

P25
Batteries

平行法 このような文字が手前に
浮き出て見えます

交差法 このような文字が画面奥
に沈んで見えます

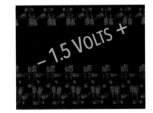

P26
Yellow Birch ★

平行法 奥行きが出て立体的に見
えます

交差法 平行法と、凹凸が逆に見
えます

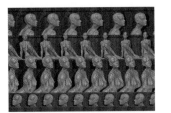

P27
The Bridge ★

平行法 奥行きが出て立体的に見
えます

交差法 平行法と、凹凸が逆に見
えます

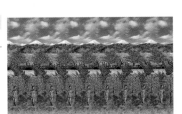

P28
Kii Mountains

平行法 「鳥居」が手前に浮き出て
見えます

交差法 このような文字が画面奥
に沈んで見えます

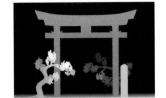

P29
Kimono Shadow Depths ★

平行法 奥行きが出て立体的に見
えます

交差法 平行法と、凹凸が逆に見
えます

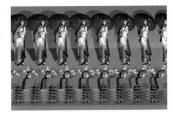

P30
Mirror le Mer ★

平行法 奥行きが出て立体的に見
えます

交差法 平行法と、凹凸が逆に見
えます

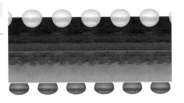

P31
Keyhole ★

平行法 奥行きが出て立体的に見
えます

交差法 平行法と、凹凸が逆に見
えます

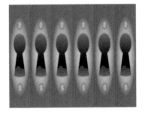

P32

Farmland ★

平行法　奥行きが出て立体的に見えます

交差法　平行法と、凹凸が逆に見えます

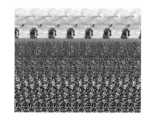

P33

Lawn Chair

平行法　「イス」が手前に浮き出て見えます

交差法　平行法と、凹凸が逆に見えます

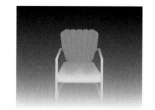

P34

South Pole Vacation ★

平行法　奥行きが出て立体的に見えます

交差法　平行法と、凹凸が逆に見えます

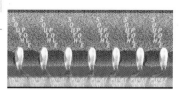

P35

Waves ★

平行法　奥行きが出て立体的に見えます

交差法　平行法と、凹凸が逆に見えます

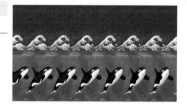

P36

Palm-O-Rama ★

平行法　奥行きが出て立体的に見えます

交差法　平行法と、凹凸が逆に見えます

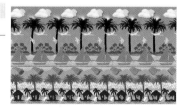

P37

Zen 3D ★

平行法　奥行きが出て立体的に見えます

交差法　平行法と、凹凸が逆に見えます

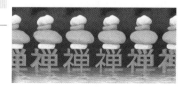

P38

Headdress

平行法　このような文字が手前に浮き出て見えます

交差法　平行法と、凹凸が逆に見えます

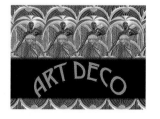

P39

Echeveria ★

平行法　奥行きが出て立体的に見えます

交差法　平行法と、凹凸が逆に見えます

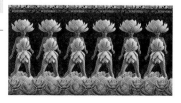

P40

Twenty Bucks

`平行法` このような文字が手前に浮き出て見えます

`交差法` このような文字が画面奥に沈んで見えます

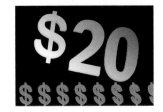

P41

Clock Time

`平行法` このような文字が手前に浮き出て見えます

`交差法` このような文字が画面奥に沈んで見えます

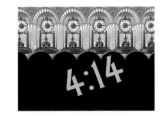

P42

April Showers

`平行法` 「傘」が手前に浮き出て見えます

`交差法` 平行法と、凹凸が逆に見えます

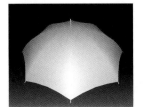

P43

Hover

`平行法` 「ハチドリ」が手前に浮き出て見えます

`交差法` 平行法と、凹凸が逆に見えます

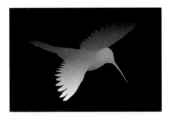

P44

Vulpes

`平行法` 「キツネ」が手前に浮き出て見えます

`交差法` 平行法と、凹凸が逆に見えます

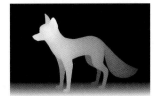

P45

Arched Back Cat

`平行法` 「ネコ」が手前に浮き出て見えます

`交差法` 平行法と、凹凸が逆に見えます

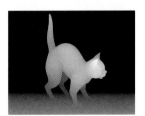

P46

Easter Bunny

`平行法` 「ウサギ」が手前に浮き出て見えます

`交差法` 平行法と、凹凸が逆に見えます

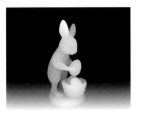

P47

Cubism ★

`平行法` 奥行きが出て立体的に見えます

`交差法` 平行法と、凹凸が逆に見えます

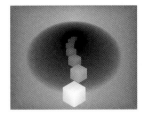

P48

Grandpa Shark

平行法 「サメ」が手前に浮き出て見えます

交差法 平行法と、凹凸が逆に見えます

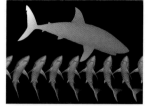

P49

Penguin Ledge

平行法 「イルカ」が手前に浮き出て見えます

交差法 平行法と、凹凸が逆に見えます

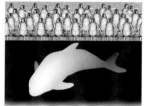

P50

Under Water ★

平行法 奥行きが出て立体的に見えます

交差法 平行法と、凹凸が逆に見えます

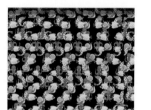

P51

The Overhang ★

平行法 奥行きが出て立体的に見えます

交差法 平行法と、凹凸が逆に見えます

P52

Water Sports ★

平行法 奥行きが出て立体的に見えます

交差法 平行法と、凹凸が逆に見えます

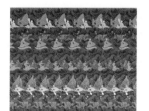

P53

Riding the Waves ★

平行法 奥行きが出て立体的に見えます

交差法 平行法と、凹凸が逆に見えます

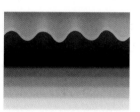

P54

Drone ★

平行法 奥行きが出て立体的に見えます

交差法 平行法と、凹凸が逆に見えます

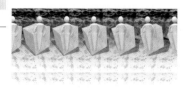

P55

Infinity-III

平行法 このような図形が手前に浮き出て見えます

交差法 このような図形が画面奥に沈んで見えます

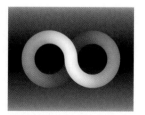

P56

Hexagons Unraveling

`平行法` このような図形が手前に浮き出て見えます

`交差法` このような図形が画面奥に沈んで見えます

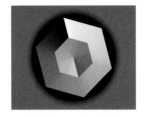

P57

Triskelion 1

`平行法` このような図形が手前に浮き出て見えます

`交差法` このような図形が画面奥に沈んで見えます

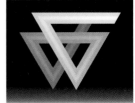

P58

Triskelion 3

`平行法` このような図形が手前に浮き出て見えます

`交差法` このような図形が画面奥に沈んで見えます

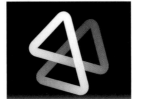

P59

Candy Hearts

`平行法` このような図形が画面奥に沈んで見えます

`交差法` このような図形が手前に浮き出て見えます

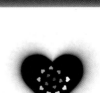

P60

Fingers

`平行法` 「手」と、このような図形が手前に浮き出て見えます

`交差法` 「手」と、このような図形が画面奥に沈んで見えます

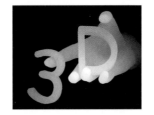

P61

Apple

`平行法` 「リンゴ」が手前に浮き出て見えます

`交差法` 平行法と、凹凸が逆に見えます

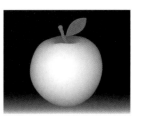

P62

Eye of Horus II

`平行法` このような図形が手前に浮き出て見えます

`交差法` このような図形が画面奥に沈んで見えます

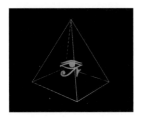

P63

Celtic Knot 2021

`平行法` このような図形が手前に浮き出て見えます

`交差法` このような図形が画面奥に沈んで見えます

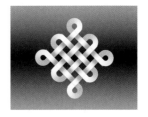

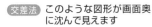

P64
Bath

平行法 「トリ」が手前に浮き出て見えます

交差法 平行法と、凹凸が逆に見えます

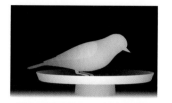

P65
Chaparral

平行法 「シカ」が手前に浮き出て見えます

交差法 平行法と、凹凸が逆に見えます

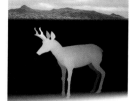

P66
Phone Tech

平行法 このような文字が手前に浮き出て見えます

交差法 このような文字が画面奥に沈んで見えます

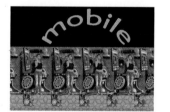

P67
Dizzy

平行法 このような文字が手前に浮き出て見えます

交差法 平行法と、凹凸が逆に見えます

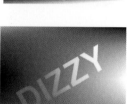

P68
Flora

平行法 このような人物が手前に浮き出て見えます

交差法 平行法と、凹凸が逆に見えます

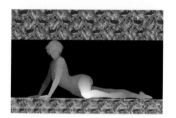

P69
Pizza

平行法 「ピザ」と、このような文字が手前に浮き出て見えます

交差法 平行法と、凹凸が逆に見えます

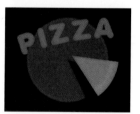

P70
Summer Getaway

平行法 このような人物が手前に浮き出て見えます

交差法 平行法と、凹凸が逆に見えます

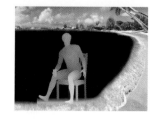

P71
Flip-Flops

平行法 「ビーチサンダル」が手前に浮き出て見えます

交差法 平行法と、凹凸が逆に見えます

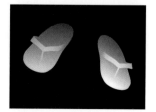

P72

Gorilla Walk

平行法 「ゴリラ」が手前に浮き出て見えます

交差法 平行法と、凹凸が逆に見えます

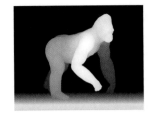

P73

Stag Woods

平行法 「牡鹿」が1匹、手前に浮き出て見えます

交差法 平行法と、凹凸が逆に見えます

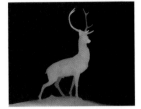

P74

Headwind

平行法 「トリ」が手前に浮き出て見えます

交差法 平行法と、凹凸が逆に見えます

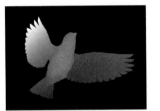

P75

Just Ducky

平行法 「アヒル」が手前に浮き出て見えます

交差法 平行法と、凹凸が逆に見えます

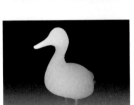

P76

Twilight Run

平行法 「オオカミ」が手前に浮き出て見えます

交差法 平行法と、凹凸が逆に見えます

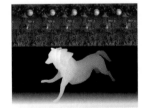

P77

Watering Hole

平行法 「ラクダ」が手前に浮き出て見えます

交差法 平行法と、凹凸が逆に見えます

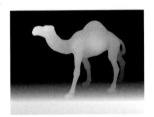

P78

Native American Teepee

平行法 「テント」が手前に浮き出て見えます

交差法 平行法と、凹凸が逆に見えます

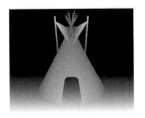

P79

Chichen Itza - Summer Solstice

平行法 「遺跡」が手前に浮き出て見えます

交差法 平行法と、凹凸が逆に見えます

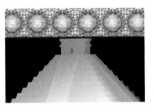

P80

Liberty

平行法 「自由の女神」が手前に浮き出て見えます

交差法 平行法と、凹凸が逆に見えます

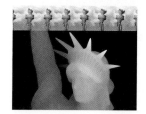

P81

London Bridge

平行法 「タワーブリッジ」が手前に浮き出て見えます

交差法 平行法と、凹凸が逆に見えます

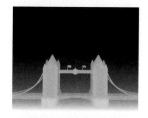

P82

Mighty King

平行法 「ネコ」が手前に浮き出て見えます

交差法 平行法と、凹凸が逆に見えます

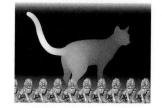

P83

Night Owl

平行法 「フクロウ」が手前に浮き出て見えます

交差法 平行法と、凹凸が逆に見えます

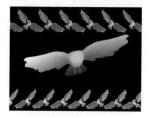

P84

Release

平行法 このような人物が手前に浮き出て見えます

交差法 平行法と、凹凸が逆に見えます

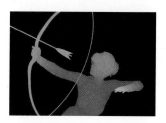

P85

The Dancing Faun

平行法 このような文字が手前に浮き出て見えます

交差法 平行法と、凹凸が逆に見えます

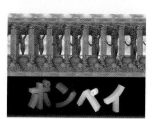

P86

To each their own

平行法 このような文字が手前に浮き出て見えます

交差法 平行法と、凹凸が逆に見えます

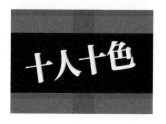

P87

Cubic Universe

平行法 このような図形が画面奥に沈んで見えます

交差法 このような図形が手前に浮き出て見えます

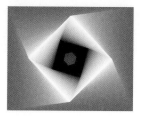

P88

Deep Heart

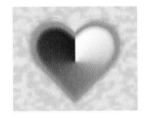

平行法 このような図形が画面奥に沈んで見えます

交差法 このような図形が手前に浮き出て見えます

P89

Diminishing Triangles

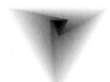

平行法 このような図形が画面奥に沈んで見えます

交差法 このような図形が手前に浮き出て見えます

P90

From the Bottom of My Heart

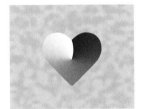

平行法 このような図形が画面奥に沈んで見えます

交差法 このような図形が手前に浮き出て見えます

P91

Get Your Love in Gear

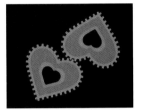

平行法 このような図形が手前に浮き出て見えます

交差法 このような図形が画面奥に沈んで見えます

P92

Hole

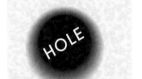

平行法 このような文字が画面奥に沈んで見えます

交差法 このような文字が手前に浮き出て見えます

P93

Secret Passage II

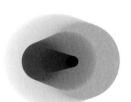

平行法 このような図形が画面奥に沈んで見えます

交差法 このような図形が手前に浮き出て見えます

P94

Infinity Spheres

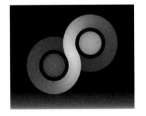

平行法 このような図形が手前に浮き出て見えます

交差法 このような図形が画面奥に沈んで見えます

P95

Triskelion 7

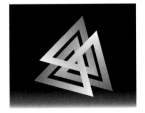

平行法 このような図形が手前に浮き出て見えます

交差法 このような図形が画面奥に沈んで見えます

P96

To the Fairest

`平行法` 「手」と「リンゴ」が、手前に浮き出て見えます

`交差法` 平行法と、凹凸が逆に見えます

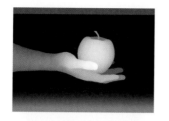

P97

Peace Platform dark

`平行法` 「手」と、このような文字が手前に浮き出て見えます

`交差法` 平行法と、凹凸が逆に見えます

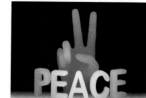

P98

Saturn

`平行法` 「土星」が手前に浮き出て見えます

`交差法` 平行法と、凹凸が逆に見えます

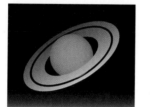

P99

Deep Space

`平行法` このような図形が画面奥に沈んで見えます

`交差法` このような図形が手前に浮き出て見えます

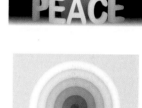

P100

Triskelion 8

`平行法` このような図形が手前に浮き出て見えます

`交差法` このような図形が画面奥に沈んで見えます

P101

Double Spiral

`平行法` このような図形が手前に浮き出て見えます

`交差法` このような図形が画面奥に沈んで見えます

P102

Mountain Sky

`平行法` このような文字が手前に浮き出て見えます

`交差法` 平行法と、凹凸が逆に見えます

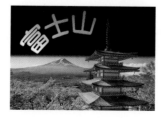

P103

Fuji

`平行法` このような文字が手前に浮き出て見えます

`交差法` 平行法と、凹凸が逆に見えます

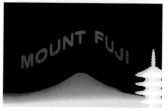

P104
Bath, England

平行法 このような文字が手前に
浮き出て見えます

交差法 平行法と、凹凸が逆に見
えます

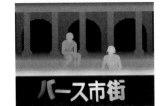

P105
Thebes

平行法 このような文字が手前に
浮き出て見えます

交差法 平行法と、凹凸が逆に見
えます

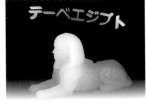

P106
The Colosseum

平行法 このような文字が手前に
浮き出て見えます
平行法と、凹凸が逆に見

交差法 えます

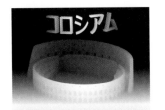

P107
Tower

平行法 このような文字が手前に
浮き出て見えます

交差法 平行法と、凹凸が逆に見
えます

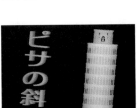

P108
Blueprint Yin & yang

平行法 このような図形が手前に
浮き出て見えます

交差法 このような図形が画面奥
に沈んで見えます

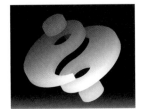

P109
Tic-Tac-Toe

平行法 このような図形が手前に
浮き出て見えます

交差法 このような図形が画面奥
に沈んで見えます

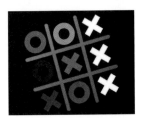

P110
No-U-Turn

平行法 このような図形が手前に
浮き出て見えます

交差法 このような図形が画面奥
に沈んで見えます

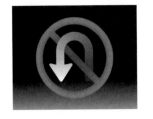

P111
Warning Curves

平行法 このような図形が手前に
浮き出て見えます

交差法 このような図形が画面奥
に沈んで見えます

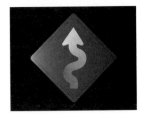

P112

Solar System ★

平行法 奥行きが出て立体的に見えます

交差法 平行法と、凹凸が逆に見えます

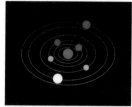

P113

Orbits ★

平行法 奥行きが出て立体的に見えます

交差法 平行法と、凹凸が逆に見えます

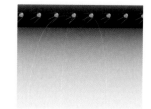

P114

Don't Worry

平行法 このような文字が手前に浮き出て見えます

交差法 平行法と、凹凸が逆に見えます

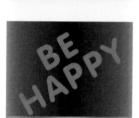

ポスター表

Cosmic Whale

平行法 「クジラ」が手前に浮き出て見えます

交差法 平行法と、凹凸が逆に見えます

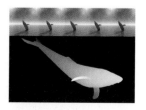

ポスター裏

Stone Circles

平行法 奥行きが出て立体的に見えます

交差法 手前に突き出るように立体的に見えます

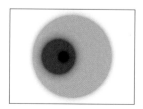

トレーニングポスターの 使い方

巻末ページから切り取り、壁など平らな場所に貼り付けてください。1〜2メートル離れた場所から、立体視を試してみましょう。
毎日見られる場所に貼り、トレーニングすると効果が高まります。

横とじだから見やすい！

どんどん目が良くなる マジカル・アイ

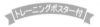トレーニングポスター付

2022年7月28日 第1刷発行

監　修	徳永貴久
発行人	蓮見清一
発行所	株式会社 宝島社
	〒102-8388　東京都千代田区一番町25番地
	電話・営業 03(3234)4621／編集 03(3239)0599
	https://tkj.jp
印刷・製本	株式会社光邦

PROFILE

□ARTIST

ジーン・レビーン Gene Levine
1949年、米カリフォルニア州ロサンゼルス生まれ。ステレオグラムアーティスト。広告デザイン、写真、セラミックス、彫刻、書道などのアートをさまざまな学校で学ぶ。
作品やエッセイは多数の出版物で紹介され、油絵では個展も開く。現在は、デジタルフォト、デジタルイメージ処理、Webデザイン等を仕事とするかたわら、ステレオグラムでのアニメーション制作に没頭し、新作を発表している。
http://www.colorstereo.com/

ゲイリー・プリースター Gary Priester
1942年、米カリフォルニア州ロサンゼルス生まれ。1967年にアート・センター・カレッジ・オブ・デザイン（広告デザイン専攻）卒業。米西海岸を中心に大手広告代理店などに勤務。夫人とグラフィックデザインの会社を設立するなど広告業界での実績は30年以上。現在は、雑誌への寄稿、Webサイトのコンテンツ制作が主な仕事。
https://eyetricks-3d-stereograms.com/

□ADVISER

深谷 宏 Fukaya Hiroshi
1957年、茨城県生まれ。「スタジオB.T.」主宰。工業デザイナーとしての活動のかたわら、立体視の研究を行う。独自の観点から発案した立体写真撮影用フレームや立体視ビューアーを制作。「マジカル・アイ」シリーズ（宝島社）の立体視に関するアドバイザーを長年務める。東京都写真美術館での映像工夫館作品展「3D LAB.」にも協力。月刊『写真工業』（写真工業出版社）にて、「カメラを楽しむ工夫」を連載（終了）。

□SUPERVISOR

徳永貴久 Tokunaga Takahisa
1959年、長崎市生まれ。大学卒業後、外資系医薬品会社勤務を経て視力回復の研究と指導に専心。その後、長崎綜合療術院の院長として活躍。著書に『視力回復　アイマスクで眼がグングンよくなる』（二見書房）、監修書に「マジカル・アイ」シリーズ（宝島社）等、多数。